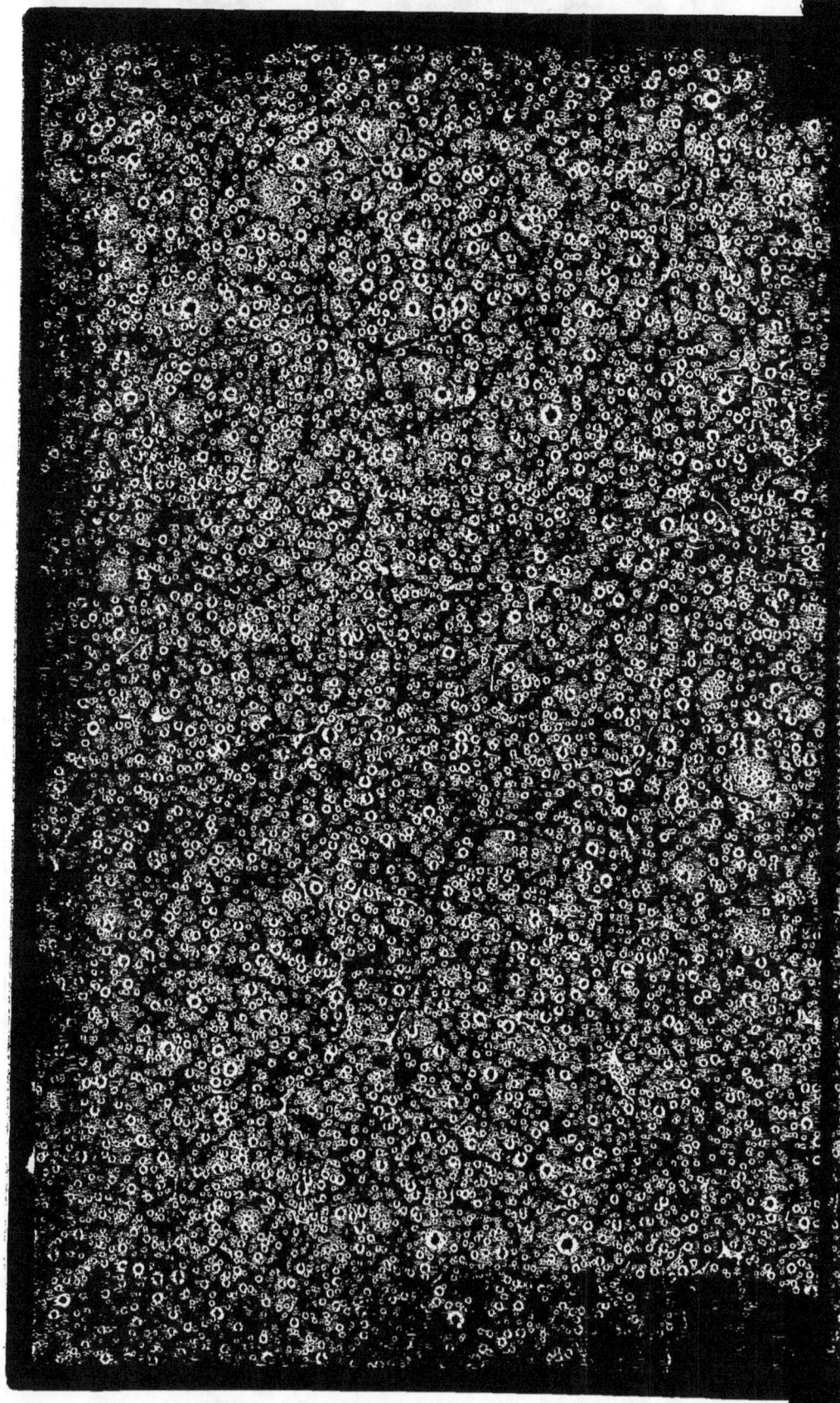

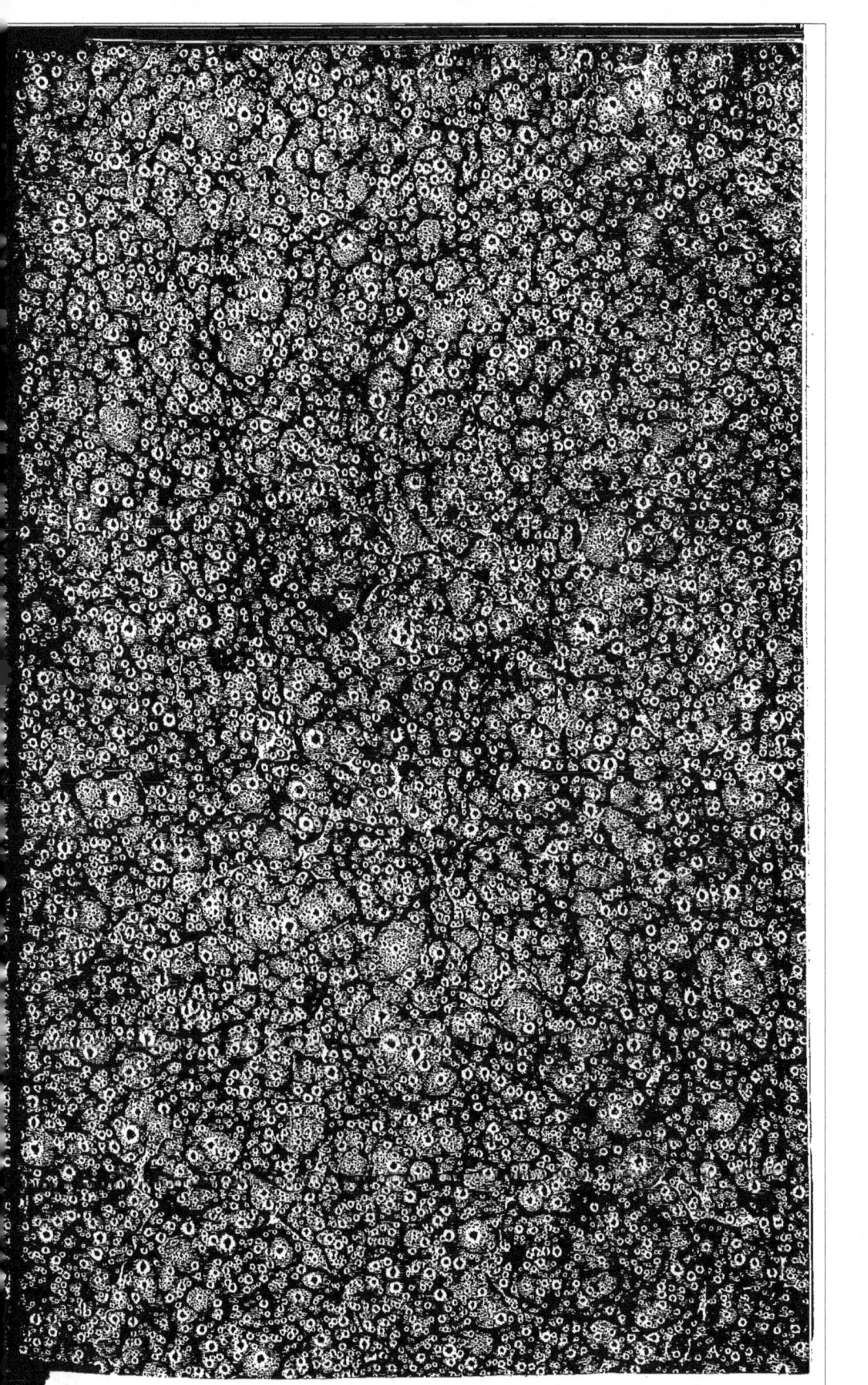

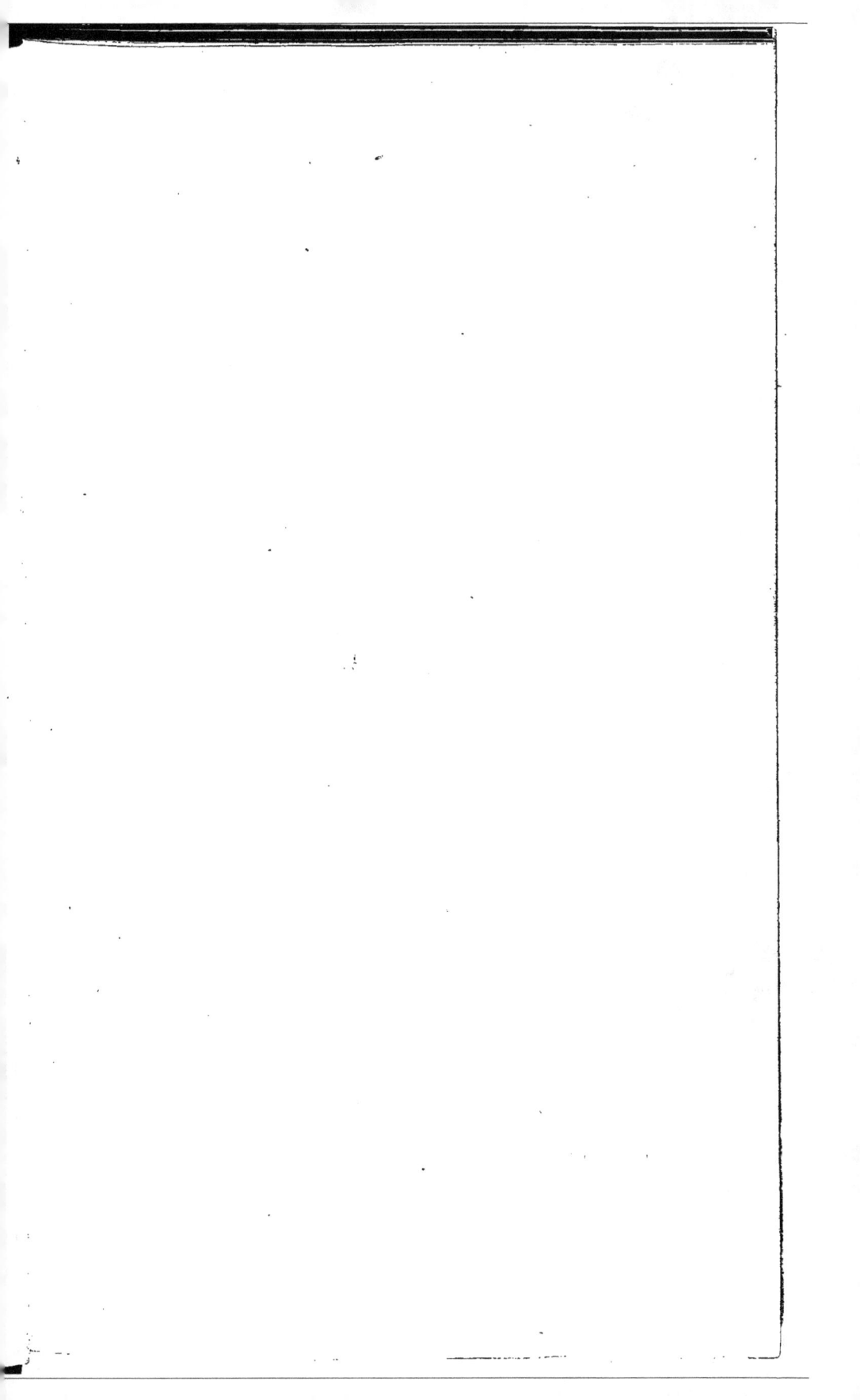

Tb ^{50} 33

T 3362
Ag

INTRODUCTION

A

L'ÉTUDE PHILOSOPHIQUE

DE LA PHRÉNOLOGIE,

ET

NOUVELLE CLASSIFICATION DES FACULTÉS CÉRÉBRALES.

TYPOGRAPHIE D'EVERAT,
Rue du Cadran , 16.

INTRODUCTION

A

L'ÉTUDE PHILOSOPHIQUE

DE LA PHRÉNOLOGIE,

ET

NOUVELLE CLASSIFICATION

DES FACULTÉS CÉRÉBRALES,

PAR

Le docteur G.-L. Bessières.

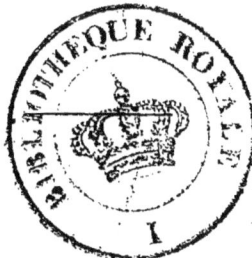

PARIS.

CHEZ LES PRINCIPAUX LIBRAIRES.

1835.

PRÉFACE.

Connais-toi toi-même ! Il y a déjà plusieurs siècles que l'on plaçait sur le fronton du temple de Delphes cette inscription, qui jusqu'à présent a témoigné bien davantage des vœux des philosophes que du succès de leurs travaux.

La connaissance de l'homme ne constitue point encore, à proprement parler, une science. Des

différentes parties dont l'anthropologie se compose,
quelques-unes seulement ont été jusqu'aujourd'hui
négligées; la plupart sont devenues l'objet de la-
borieuses recherches; mais les faits produits par
ces études spéciales, sans liaison philosophique
entre elles, n'ont point été rattachés à un ensemble de lois simples, de principes vrais, à un corps
de doctrine enfin qui pût être considéré, dans son
expression formulée, comme la base de la science
de l'humanité.

Pour donner une idée de la manière dont j'en-
tends que pourrait être constituée la science de
l'homme, je vais formuler d'abord les trois pro-
positions suivantes, qui, si elles sont vraies et in-
attaquables, comme je le pense, doivent donner les
lois fondamentales de l'étude dont nous nous occu-
pons :

1° *L'homme existe comme corps, et manifeste* son
existence de corps par *des propriétés* dont la plu-

part lui sont communes avec tous les corps de la nature;

2° *L'homme végète comme corps organisé, et manifeste* son organisation par *des fonctions* dont la plupart lui sont communes avec tous les corps organisés de la nature;

3° *L'homme vit comme corps organisé animal, et manifeste* son animalité par *des facultés* dont la plupart lui sont communes avec tous les corps organisés animaux de la nature.

La physique et la chimie, dans les différentes applications qui peuvent en être faites au corps de l'homme, sont là pour donner raison des diverses propriétés que notre individu manifeste comme corps, et qui le font entrer ainsi dans le mouvement moléculaire et général dont les lois constituent l'existence universelle de la matière.

L'anatomie et la physiologie organique viennent ensuite : l'une, classer les différens organes, décrire les diverses parties dont se compose l'organisme humain ; l'autre, expliquer comment des activités harmoniques sans conscience et sans volonté, c'est-à-dire des fonctions de ces différens organes et de ces diverses parties, ressort le grand phénomène vital organique dont la manifestation est l'accroissement et la santé.

La phrénologie, ou physiologie philosophique, démontre enfin les différens organes servant aux facultés dont les diverses activités d'un ordre plus élevé et s'exerçant toujours avec conscience ou volonté constituent la vie animale de relations, vie qui se manifeste par l'action individuelle et volontaire de l'animal sur la nature au milieu de laquelle il est placé.

Ainsi donc la vie chez les animaux, et surtout chez l'homme, se manifeste de deux manières bien différentes, et qui reconnaissent chacune des caractères bien tranchés.

La vie animale organique proprement dite, est celle par laquelle l'individu s'entretient et s'accroît sans conscience de rapports [1], sans relations avec ce qui l'entoure; ses principaux phénomènes sont la respiration et la digestion par lesquelles s'introduisent dans notre corps des substances qui lui sont étrangères et qu'il s'assimile par ces fonctions, et la circulation, qui est la répartition, à chacune des parties de notre corps, de tous les élémens de vie recueillis par les deux fonctions précédentes.

La vie animale de relation est celle par laquelle l'individu manifeste la plupart du temps avec vo-

---

[1] Toutes les fois qu'il y a action de deux corps de la nature, organiques ou inorganiques, sans conscience et sans volonté de part et d'autre, il y a *rapport*. Le rapport avec conscience et volonté, des deux côtés ou d'un seul, constitue la *relation* : car il peut y avoir relation volontaire ou involontaire, mais, dans la relation, il y a toujours conscience.

lonté, et toujours avec conscience, les différentes
relations qui doivent exister : 1º de lui aux objets
de la nature destinés à satisfaire ses besoins comme
individu, et à assurer ainsi sa conservation personnelle; 2º de lui aux êtres de même espèce, destinés à contenter ses sympathies de sexe et d'espèce,
d'amour et de sociabilité, et ainsi à assurer sa conservation d'espèce; 3º enfin, de lui comme individu ou comme espèce, à la nature entière, au milieu de laquelle il est placé, afin de la dominer par
ses facultés intelligentes, de la faire servir à son
bien-être, à son développement intellectuel, à son
progrès, et d'accomplir ainsi la destinée que Dieu
a donnée à l'homme, d'être le gérant de la terre
sur laquelle il est placé, afin encore d'atteindre
par sa moralité intelligente aux lois sociales en
rapport avec sa haute destination, lois sociales qui
sont formulées dans la loi naturelle.

L'homme est donc ainsi, par son organisation

priviligiée, le véritable *microcôme* ; c'est-à-dire qu'il renferme dans son organisme toutes les lois qui président à la création et au développement de tous les êtres de la nature, ou mieux, que toutes les lois d'existence, d'organisation, et d'anima-tion ou de vitalité, ont été mises en usage par la nature, pour constituer à l'homme, par leur réu-nion, l'organisation la plus complète et la plus développée de la création.

Cela est si vrai, qu'en partant de l'homme, et déroulant sur une échelle descendante toutes les lois qu'on rencontre dans son organisme compli-qué, on arrive ainsi successivement au dernier échelon du règne animal, puis du premier au dernier du règne végétal, puis enfin des corps minéraux composés aux corps simples, aux élé-mens de la nature. Si, prenant l'ordre inverse, on veut partir des propriétés des corps simples et arri-ver ainsi progressivement jusqu'à l'homme, en montant toute l'échelle de la création, on trouvera bientôt le règne végétal ; et aux propriétés des corps bruts, il faudra ajouter les fonctions des corps organisés ; puis de là, dans le règne animal, on trouvera des fonctions de plus en plus compliquées, auxquelles se surajouteront des facultés, c'est-à-dire des organes de relations de plus en plus compliqués et développés, jusqu'à l'homme enfin, dans l'organisation duquel on retrouvera toutes ces lois, et qui manifestera toutes ces propriétés, toutes ces fonctions, toutes ces facultés dans le plus haut degré de développement, et qui de plus témoignera, dans sa haute sociabilité, d'une moralité inconnue à toutes les autres créatures.

Envisagée de cette manière, l'anthropologie, prenant, pour ainsi dire, son point de départ dans les propriétés des corps bruts dont l'agglomération constitue la terre sur laquelle l'homme est placé, et à laquelle il est relié par les propriétés qui lui sont communes avec elle, l'anthropologie fera voir que, de même qu'il y a des lois constantes et invariables pour les compositions et les décompositions, les mouvemens et les affinités, les propriétés, en un mot, de tous les corps de la nature ; de même il y a des lois fixes et constantes qui président à toute organisation chez les êtres, et constituent, dans leurs grandes manifestations, ici la végétation, là la vie organique ; de même encore, et surajoutées aux lois précédentes d'existence des corps, de végétation et d'organisation, les animaux sont soumis, dans leurs relations, à l'empire de lois immuables qui président chez eux, d'une manière harmonique, à leurs besoins, à leurs sympathies, à leurs connaissances.

Que ces lois, sous l'empire desquelles l'homme se développe comme individu et comme espèce, sont les mêmes par lesquelles il a accompli jusqu'à ce jour, dans la grande association humanitaire, sa loi de progression sociale ;

Que l'ensemble de ces lois constitue pour l'homme *la véritable loi naturelle;*

Que la connaissance de cette loi fondamentale est nécessaire pour comprendre et diriger avec succès les grandes manifestations sociales de l'industrie, des beaux-arts, de la science;

Que cette connaissance une fois acquise, l'homme, par une synthèse intelligente, et développant de plus en plus toutes ses activités organiques, s'élève jusqu'à comprendre et calculer les lois qui président aux mouvemens moléculaires et généraux qui constituent l'existence universelle de la matière à laquelle il est relié;

Que de là, enfin, unissant à cette vue intelligente ses plus puissantes sympathies, sa plus active moralité, de même qu'il a conçu pour lui une grande unité de vie et d'actes de relations qui le relie incessamment dans sa force, dans son intelligence, dans son amour, et qui constitue son *ame;* harmonisant par elle sa vie humaine à la vie générale de l'univers par ses besoins, par ses sympathies, par ses connaissances : l'homme arrive enfin à concevoir une grande unité de force, d'intelligence et d'amour pour le monde... Dieu!...

Il a compris la loi naturelle!

Voilà la science que certains esprits faux ont accusée de mener au matérialisme, c'est-à-dire à la doctrine la plus désolante, puisqu'elle n'est ni intellectuelle, ni morale; ni intellectuelle, car elle n'est pas progressive; ni morale, car elle n'est pas sympathique.

C'est la loi naturelle!

Loi qu'on a été chercher jusqu'à ce jour en dehors de l'organisation humaine, c'est-à-dire où elle n'existait pas;

Loi qui, pour chacun, est chaque jour révélée, lorsqu'il veut s'interroger avec conscience et justice sur la nécessité de ses besoins, la moralité de ses sympathies, la vérité de ses idées;

Loi qui, après avoir démontré l'inutilité ou l'erreur de la plupart des opinions répétées jusqu'aujourd'hui, soit en philosophie, soit en politique, soit en législation, doit donner la mesure de ce qui est utile, de ce qui est moral, de ce qui est vrai;

Car la nature ne peut pas vouloir, ce qu'ont fait nos sociétés de guerre et de privilége, que, pour les quatre-vingt-dix-neuf centièmes de ses enfans, — les privations soient toujours à côté des besoins; — l'antagonisme et la haine opposés à l'amour et aux sympathies; — l'abrutissement et l'erreur substitués à la vérité et au progrès.

Et certes, à l'époque où nous sommes, au milieu des misères de toute espèce dans lesquelles nous consumons tristement notre vie, c'est une pensée qu'on embrasse avec amour que celle à laquelle on peut rattacher l'espérance de voir enfin l'homme comprendre *sa Destinée*, et asseoir définitivement sur les principes de la loi naturelle l'organisation sociale réservée à son progrès. Association providentielle qui doit permettre à chacun des membres de la grande famille humaine la satisfaction de ses besoins, le contentement de ses sympathies, le développement de ses idées : et ainsi constituer pour la société une ère nouvelle de bien-être, d'amour et de progrès.

Ce n'est point un aussi grand travail que j'ai entrepris ; et s'il était donné à un homme de le faire, il lui faudrait d'autres loisirs que ceux dont tous les momens doivent être dérobés aux soins et aux préoccupations d'une clientelle de médecin.

J'ai essayé seulement de remplir une partie du cadre anthropologique que je viens de tracer ; mais je l'ai rattachée avec soin à la vue philosophique d'ensemble qui en constitue surtout l'utilité.

Je ne parle, dans les pages qu'on va lire, ni des propriétés du corps de l'homme, ni des fonctions

2

de sa vie organique. Je ne m'occupe qu'à déterminer quels sont d'abord les organes, ensuite les facultés fondamentales auxquelles on peut rapporter
toutes les manifestations de sa vie de relation ;
j'explique ces manifestations, et j'indique quelles
sont les données philosophiques qui me paraissent
en découler nécessairement. Je présente ensuite le
tableau synoptique d'une nouvelle classification des
facultés cérébrales chez l'homme, ressortant des
diverses considérations qui la précèdent et la con-
firment ; enfin un tableau d'application de cette
nouvelle classification.

Je me suis efforcé d'énoncer tout cela avec la
plus extrême concision, sans nuire à la clarté ;
j'ose espérer qu'on voudra bien le lire avec quelque attention, afin de suivre l'enchaînement philosophique des faits et des idées, au moins pour la
seconde partie, qui expose des vues entièrement
neuves. Je ne présente ici, du reste, que l'intro-

duction d'un ouvrage de physiologie philosophique dont je m'occupe depuis quelque temps. J'ai donc dû me renfermer dans les bornes d'un opuscule, et ne point dépasser mon titre.

Dans le grand mouvement de réforme et d'organisation sociale nouvelle, auquel tant de nobles intelligences s'associent aujourd'hui, j'ai cru que la physiologie philosophique de l'homme ne devait point y rester étrangère, et si mon insuffisance à cet égard m'empêche d'atteindre au but d'utilité que je me suis proposé, j'aurai au moins témoigné de mon vote actif en faveur de tous les efforts généreux d'émancipation sociale.

BESSIÈRES.

Paris, le 15 juin 1835.

Première Partie.

CONSIDÉRATIONS HISTORIQUES.

CHAPITRE PREMIER.

DE LA TÊTE HUMAINE.

La tête est le siége de toutes les manifestations industrielles, sympathiques et intellectuelles de l'humanité; elle contient la plupart des organes des sens, et renferme dans son intérieur le cerveau.

Elle est par conséquent le centre de toute vie de relation, et est placée pour cela à la partie supérieure du tronc, afin de dominer et de conduire notre corps en lui faisant exécuter ses volontés.

Trop osseuse et trop charnue, elle annonce, en général, une certaine grossièreté d'intelligence et de la lourdeur dans les facultés ;

Trop petite et chétive, elle est un indice de faiblesse ;

Mal conformée, elle dénonce l'ineptie ;

Dans une juste proportion avec le corps, elle contribue autant à son embellissement qu'à la perfection des précieux organes qu'elle contient.

Cette vérité s'était depuis long-temps révélée au sentiment délicat des artistes ; car, si l'on observe avec quelque attention les monumens de statuaire que l'antiquité nous a laissés, l'on voit que déjà alors on s'était aperçu qu'il existait certains rapports entre les manifestations industrielles sympathiques et intellectuelles des individus, et la configuration de leur tête. Cela est poussé à un point très-remarquable dans les œuvres d'observation que nous possédons encore, puisqu'en n'ayant que la partie supérieure de la tête d'une statue antique, on peut reconnaître si c'était celle d'un héros, d'un philosophe, d'un poète ou d'un gladiateur.

Ce qui semblerait démontrer qu'à cette époque on était loin de penser à réduire en système cette série d'observations judicieuses, c'est que les têtes des deux chefs-d'œuvre d'imagination antique, la Vénus de Médicis et l'Apollon du Belvéder, ne présentent pas une appréciation aussi exacte de la nature.

On peut encore ajouter qu'en général, dans toutes les œuvres d'imagination, la tête est trop colossale, et les différentes parties de la tête trop disproportionnées entre elles pour pouvoir devenir le sujet d'une étude phrénologique utile en résultats.

CHAPITRE II.

CONSIDÉRATIONS SUR LES DIFFÉRENTES OPINIONS ÉMISES JUSQU'A CE JOUR
TOUCHANT L'INFLUENCE DES TEMPÉRAMENS ET DES VISCÈRES,
DANS LES MANIFESTATIONS INDUSTRIELLES, SYMPATHIQUES
ET INTELLECTUELLES DES HOMMES.

Les anciens, qui n'avaient généralement que peu ou point de connaissances anatomiques, tout en reconnaissant l'influence du corps sur les manifestations de l'ame, l'attribuaient plus particulièrement aux tempéramens.

Ils croyaient que tel ou tel tempérament déterminait telle ou telle manière d'être de l'ame, et
que c'était à cela qu'on devait attribuer les différentes modifications qu'on rencontrait dans l'intelligence des hommes.

Leurs idées, à cet égard, différaient suivant l'o-
pinion qu'ils avaient de ce qu'on appelait alors
les élémens, et suivant les notions plus ou moins
erronées qu'ils se formaient de ce qu'ils croyaient
être le principe vital.

Il est sans aucun doute que les systèmes sanguins,
nerveux, lymphatiques, en modifiant par leur
prépondérance l'ensemble du corps, n'aient une
certaine influence sur les manifestations mentales;
l'erreur était de les considérer comme les déter-
minant.

Plusieurs physiologistes modernes accréditent
encore de graves erreurs à cet égard, et, continuant
les opinions erronées des anciens, disent que les
hommes sanguins sont vifs, légers, inconstans, ai-
mant les plaisirs, la dissipation, la bonne chère;
qu'ils sont actifs et vigilans, sans haine et sans

passions, et sont doués d'une compréhension facile, mais sans profondeur, etc., etc.; que les
bilieux, au contraire, sont tenaces, violens, em-
portés, colères; pleins de courage et d'activité,
poursuivant avec constance le but qu'ils se pro-
posent d'atteindre; qu'ils sont généralement am-
bitieux, et savent dissimuler pour réussir, etc. [1]

[1] Et, à propos de ce qu'on appelle le tempérament bilieux, je ferai
remarquer que c'est une erreur de considérer comme tempérament
l'idiosyncrasie bilieuse; qu'on ne doit reconnaître comme tempérament, qu'une modification physiologique générale de l'économie, telle
que celle qui peut résulter de la prédominance marquée du système
sanguin, ou nerveux, ou lymphatique, en ce que ces systèmes sont
généraux, et qu'il n'est pas une partie de notre corps qui ne contienne du sang, des nerfs ou de la lymphe. Mais qu'il n'en est pas de
même de la bile, et que cette sécrétion du foie n'est qu'une fonction
auxiliaire de la digestion, et non pas un système général.

La trop grande activité du foie, la trop abondante sécrétion biliaire
qui constitue ce qu'on appelle le tempérament bilieux, n'existe jamais que d'une manière maladive, et est constamment ajoutée à un des
tempéramens précités, qu'elle influence d'une manière anormale En
effet, ce qu'on appelle le tempérament bilieux n'existe jamais chez
les enfans, à moins qu'ils n'aient souffert du carreau ou de quelque
autre maladie abdominale. Il se développe le plus souvent après la pu-

On peut objecter aux physiologistes que nous
combattons, que les idiots possèdent, aussi bien
que les autres personnes, les tempéramens sanguin, nerveux ou lymphatique, et que cependant
ils ne manifestent pas les dispositions intellectuelles ou morales qu'ils attribuent à ces tempéramens ; que ce n'est donc pas dans ces modifications générales de l'économie, mais bien dans le
cerveau, qu'il faut aller chercher la cause de ces
manifestations de l'ame.

On cite, à l'occasion de l'influence des tempéra-

berté, et surtout chez les tempéramens nerveux dont les individus sont,
en général, adonnés de bonne heure aux excès.

Il survient aussi chez les lymphatiques, quand ceux-ci se livrent
des travaux trop sédentaires, et surtout possèdent un grand développement cérébral qui les pousse à une activité intellectuelle et morale, à
laquelle leur constitution, en général débile, et leur circulation ra-
lentie, ne leur donne pas la force de résister.

Il peut également se développer chez les sanguins ; mais moins souvent et toujours dans un âge plus avancé, et presque constamment aussi
à l'occasion d'une maladie.

Ce n'est donc pas un tempérament, mais bien une idiosyncrasie
morbide.

mens, les grands hommes de Plutarque, et on raisonne à cet égard d'une singulière manière. On commence par dire : Tel ou tel grand homme de Plutarque a fait telle ou telle chose, donc il avait tel tempérament; on dit ensuite qu'il a fait cette chose, parce qu'il avait tel tempérament; comme si quelqu'un nous avait dit quel était leur tempérament.

On cite, dans des temps plus modernes, Sixte-Quint, Cromwell, Charles XII. Toutes ces citations sont sans doute plus ou moins judicieuses, mais appartiennent bien plus à l'imagination qu'à la réalité.

Les facultés cérébrales existant, on comprend que le tempérament aura certainement de l'influence sur leurs modes de manifestation; mais il n'en produira aucune. Nous ne voulons donc pas nier l'influence des tempéramens sur les modes d'action de nos facultés, comme aussi celle de l'état de maladie, mais seulement dire qu'on ne doit point leur attribuer la cause de ces facultés; et nous pouvons à cet égard répéter ici, avec Helvétius, que des observations multipliées prouvent qu'avec tel ou tel tempérament, comme avec telle ou telle taille, on peut être spirituel ou sot.

La plupart des anciens, et beaucoup de physiologistes modernes, ont été chercher, dans les viscères et dans les ganglions et les plexus nerveux de l'abdomen et du thorax, la cause des affections sympathiques de l'ame.

La bile, l'atrabile et le cœur jouaient les principaux rôles dans ces rêveries dont nous ne parlerions pas, si nous ne devions procéder méthodiquement, et selon l'ordre dans lequel les idées que nous devons exposer se sont successivement déve loppees.

D'après ces hypothèses, la colère avait son siége dans le foie; mais les abeilles et beaucoup d'autres insectes qui se mettent en colère n'ont pas de foie et ne sécrètent pas de bile.

Beaucoup d'animaux ont les différens viscères dans lesquels on avait placé les affections sympathiques que nous manifestons, et cependant n'ont point ces affections.

On sait quel est l'effet de la peur sur certaines personnes. Ira-t-on placer le siége de la peur dans la vessie et le gros intestin?

La honte fait rougir. Placera-t-on son siége dans le cœur ou les capillaires de la face?

Les idiots ont, comme nous, les viscères dans lesquels on place ces passions ou ces affections, et cependant ne manifestent ni les unes ni les autres.

L'état de maladie modifie ou altère les fonctions de ces viscères, sans cependant modifier beaucoup ces affections.

Dans toutes ces perturbations des fonctions des viscères à l'occasion des affections de l'ame, on prend l'effet pour la cause, qui est toujours dans le cerveau.

On conçoit en effet que le cerveau, fortement impressionné, occupé d'une passion, néglige momentanément de transmettre aux viscères l'excitation soutenue qui constitue leur vie harmonique; de là le trouble qu'on y ressent. Ainsi, dans l'anxiété, l'épouvante, on éprouve un resserrement de poitrine, parce que l'action des muscles néces-

3

saires à une libre respiration est momentanément intervertie; de là vient que le cœur se remplit de sang et semble comprimé. Le même effet a lieu dans certains cas d'une contemplation extatique, où le cerveau, tout entier à l'objet qu'il considère, diminue d'autant son action sur les viscères.

Nous ne placerons donc pas avec les anciens les facultés intellectuelles seulement dans la tête, et les sympathies, ainsi que les passions, dans l'abdomen et dans la poitrine.

Nous ne verrons pas, avec Reil et d'autres, le siége des sympathies et des passions dans les plexus nerveux et dans les ganglions du bas-ventre et de la poitrine, car ceci revient à l'opinion des anciens.

Nous ne trouverons pas, avec Dumas, Richerand, Sprengel et d'autres modernes, la différence des qualités de l'ame et de l'esprit dans la diversité des tempéramens, car nous venons de démontrer l'erreur d'une pareille opinion.

Nous n'admettrons pas non plus, avec Foderé, que la cause prochaine des aliénations mentales soit dans le sang; car c'est une opinion qu'on ne peut plus soutenir aujourd'hui.

Nous ne dirons pas, avec Condillac et beaucoup d'autres philosophes, que les idées ne viennent que des sens, et que les sympathies et les passions ne sont que le résultat des impressions extérieures, car nous serions alors forcés d'admettre, comme eux, que les sens sont des facultés, tandis qu'ils ne sont que les instrumens de nos facultés cérébrales.

Nous rejetterons l'opinion de ceux-ci, qui n'attribuent les arts et les facultés industrielles des hommes qu'aux mains, aux yeux et aux oreilles.

Nous combattrons ceux-là qui veulent que, dans le somnambulisme, l'ame soit séparée du corps, afin, disent-ils, qu'elle puisse exécuter ses fonctions avec plus de liberté.

Nous ne nous laisserons pas persuader, avec quelques-uns, que les facultés industrielles sympathiques et intellectuelles des hommes peuvent encore se manifester lorsque le cerveau est entièrement dissous, désorganisé par l'eau, ulcéré, ou, comme ils le prétendent, ossifié. Mais nous dé-

montrerons que cette opinion n'est que le résultat
de l'ignorance dans laquelle on était sur la structure du cerveau et d'erreurs commises en anatomie pathologique.

Enfin, nous ne soutiendrons pas non plus, avec
quelques autres physiologistes et avec tous les métaphysiciens, qu'au moins la raison et la volonté
agissent indépendamment des conditions organiques ; car aucune manifestation humaine, quelle
qu'elle soit, ne saurait exister indépendamment
de l'action organique qui doit la produire.

Mais nous prouverons, je le crois, dans la suite
de cet opuscule, que ce n'est que dans le cerveau,
et nulle part ailleurs, qu'on trouve les organes
des différentes facultés qui servent, soit à la conservation de l'individu, soit à la reproduction et à
la conservation de l'espèce, soit à la connaissance
du monde extérieur ; et que par conséquent ce n'est
que là qu'on doit aller chercher la cause de toutes
les manifestations industrielles, sympathiques et
intellectuelles qui constituent toute la vie humaine
de relation.

CHAPITRE III.

CONSIDÉRATIONS SUR LES DIVERSES OPINIONS ÉMISES JUSQU'A CE JOUR,
TOUCHANT L'INFLUENCE DES DÉSORGANISATIONS PARTIELLES, OU
MÊME DE LA DESTRUCTION TOTALE DU CERVEAU, POUR
LES MANIFESTATIONS INDUSTRIELLES, SYMPA-
THIQUES OU INTELLECTUELLES DE
L'HOMME ET DES ANIMAUX.

§ I. — Des plaies du crâne.

Chacun sent qu'il pense et se détermine par la tête. Tout concourt, par les observations les plus simples et les plus générales, à prouver qu'on doit reconnaître le cerveau seul comme principal or-

gane de tous les actes qui constituent dans leur
ensemble notre vie de relation. Cependant, si l'on
voulait admettre comme vrais et bien observés
une foule de cas pathologiques rapportés par des
auteurs de bonne foi, il en résulterait qu'aucun
organe, dans toute notre économie, n'est moins
essentiel que le cerveau, et que cette partie de notre
être a pu être désorganisée par des plaies profondes, des suppurations long-temps continuées, détruite et dissoute par des maladies, convertie enfin
en une masse osseuse, sans que les animaux ou
les hommes chez lesquels se rencontraient de semblables désordres fussent privés de leurs facultés
de relations industrielles, sympathiques ou intellectuelles, sans qu'en un mot on observât le moindre trouble dans les manifestations de leur ame.

Nous allons citer quelques-uns de ces faits, et
nous verrons, par la manière dont ils sont relatés,
que l'on n'a pas été jusqu'ici en état de juger sainement les lésions et les maladies du cerveau, ni
les effets que ces lésions ou ces maladies ont pu
produire sur les manifestations de l'ame.

On rapporte, dans les *Mémoires de l'Académie de chirurgie* [1], qu'un homme reçut à la tête un coup de fusil, et que la balle resta dans le cerveau. On trouva après la mort la balle fixée sur la glande pinéale. Cet homme avait cependant vécu plusieurs années depuis cet accident sans dérangement dans les facultés intellectuelles.

Un enfant de huit ans reçut à la tête un coup de pied de cheval qui lui fractura les os du crâne dans une très-grande étendue; des morceaux de la substance corticale du cerveau, plus gros qu'un œuf de poule, sortaient, dit-on, par la plaie. Cet enfant fut pourtant guéri sans que ses facultés intellectuelles eussent souffert en rien [2].

Un jeune homme de quinze ans fut frappé d'une pierre à la tête; son cerveau, dit-on, devint noir, et sortait par la blessure. Le jeune homme, dans un instant d'égarement, arracha l'appareil qui couvrait la blessure, et emporta en même

[1] Tome 1, page 137.
[2] *Mémoires de l'Académie de Chirurgie*, tome 1, page 126.

temps une portion considérable du cerveau. On trouva que l'altération de la substance cérébrale avait gagné jusqu'au corps calleux. Le blessé fut paralysé, mais son intelligence resta intacte [1].

Un enfant de sept ans tomba de cheval, et se fit à la tête un grand trou d'où sortaient sans cesse de nouvelles excroissances du cerveau, sans que cela endommageât en rien son intelligence, quoique l'ulcère eût pénétré jusqu'à la substance du cerveau. Un autre enfant perdit une quantité considérable de cerveau par une blessure à la tête. Dans l'espace de quatre mois, la substance corticale était entièrement détruite dans l'endroit correspondant à la blessure, et le vide formé par cette destruction était entouré de pus. Cependant cet enfant parla avec bon sens jusqu'à sa mort [2].

On raconte encore qu'un cerf enfonça son bois dans le cerveau d'un chasseur, à travers l'orbite, de manière que l'extrémité sortit par le sommet

[1] *Ibid.*, page 150.
[2] Van-Swieten, tome I, page 440.

du crâne. Cependant le chasseur fit encore deux
lieues pour se rendre chez lui.

On rapporte même des cas dans lesquels un hémisphère entier du cerveau étant complétement
détruit par la suppuration, les facultés n'ont
éprouvé aucune altération sensible. Et ceux-là
croient que, dans un tel cas, la moitié au moins
des facultés devait être supprimée.

Gall rapporte avoir vu à Vienne un ecclésiasti
que qui depuis long-temps souffrait d'un érysipèle
pustuleux, disparaissant et reparaissant de temps
en temps. Le côté gauche de cet homme s'affaiblit
graduellement, à un tel point qu'il ne pouvait
plus marcher sans bâton. Enfin, il fut frappé d'a-
poplexie et mourut en peu d'heures. Trois jours
auparavant, il avait encore prêché et fait la leçon
à l'école. A l'ouverture de sa tête, on trouva dans
la partie moyenne de l'hémisphère droit un espace
large comme la main, changé en substance gru-
meleuse, molle et jaunâtre. Gall, ne connaissant
pas encore à cette époque la structure du cerveau,
ne put pas, ainsi qu'il l'avoue lui-même, faire

une observation exacte. Il est néanmoins certain que, malgré cette altération considérable d'un hémisphère, les facultés intellectuelles avaient conservé chez ce prêtre leur activité à un point très-surprenant.

Beaucoup de faits de ce genre, en un mot, sont soigneusement consignés dans les auteurs, afin de démontrer par là que le cerveau n'est pas l'organe de l'ame.

Beaucoup d'autres faits, également cités par des auteurs graves, constatent que, dans le plus grand nombre des circonstances, les manifestations de l'ame ont été dérangées ou supprimées par les maladies et les lésions du cerveau.

Hildanus parle d'un jeune garçon de dix ans, qui avait eu par accident le crâne enfoncé dans le voisinage de la suture lambdoïde. Comme il n'en résultait aucun mal, on ne s'occupait pas à relever les os. L'enfant, qui auparavant était doué de dispositions très-heureuses, perdit peu à peu la mémoire et le jugement; il devint incapable d'apprendre la moindre chose, et resta complétement imbécile jusqu'à l'âge de quarante-deux ans, où il mourut.

Des expériences multipliées ont fait dire à Boerhaave que les compressions du cerveau, produites par des enfoncemens des os du crâne, déterminent des étourdissemens, des vertiges, le dé faut de conscience et le délire.

Un grand nombre de faits, d'après lesquels de légères lésions du cerveau ont nui aux manifestations de l'ame, sont encore consignés dans les ouvrages de Bonnet, de Haller, de Morgagni et d'autres.

On trouve dans presque tous les ouvrages de chirurgie, et particulièrement dans ceux de M. Larrey, une foule de cas de plaie de tête, dans lesquels l'altération de l'intelligence a suivi les lésions du cerveau.

Nous ne citerons pas davantage de ces faits, qui tous rentrent, du reste, dans la même série d'idées.

Que conclure de ces faits contradictoires? que conclure, si ce n'est, comme nous venons de le dire tout à l'heure, que ces différens auteurs, ne connaissant ni la structure, ni les fonctions du cerveau, ne pouvaient pas observer convenablement les altérations intellectuelles ou morales pro-duites par ses lésions.

Remarquons d'abord que, dans tous ces faits cités de désorganisation plus ou moins considérable du cerveau, on s'est toujours borné à dire qu'on n'avait point observé de dérangemens dans les fonctions intellectuelles ; mais le cerveau ne comprend pas rien que les organes servant aux *facultés intellectuelles*. Les différens organes servant à ces facultés par lesquelles nous acquérons la connaissance des phénomènes qui nous entourent et du monde extérieur au milieu duquel nous sommes placés, sont tous situés dans le front, et constituent les lobes antérieurs du cerveau seulement.

Nous verrons, dans l'anatomie et la physiologie, que le cerveau comprend, en outre, toutes nos facultés servant à la satisfaction de nos besoins personnels, celles auxquelles la nature a plus spécialement affecté le soin de conservation de notre individu, et que nous nommons pour cela *facultés industrielles*.

Nous montrerons également que le cerveau comprend aussi tous les organes servant aux facultés de reproduction des espèces, de génération; de conservation des espèces, de sociabilité; enfin de conservation des sociétés, de moralité; que ces diverses facultés par lesquelles la nature a dévolu aux créatures le soin de perpétuer l'ouvrage de la création, ont toutes leurs organes situés à la partie postérieure et supérieure de la tête, remplissent la région occipito-sincipitale, et constituent les *facultés* que nous nommons *sympathiques*.

Par ces notions, on comprend bientôt tout ce qu'ont de vague et d'indéterminé les observations citées par les auteurs. En effet, il est très-possible qu'une plaie latérale de la tête, intéressant même assez profondément les circonvolutions des lobes moyens du cerveau, puisse ne produire aucun dérangement sensible dans les manifestations des facultés intellectuelles; car, dans ce cas, ce ne sont pas les organes de ces dernières facultés qui sont

atteints, mais bien ceux de nos facultés industrielles, que les auteurs n'ont point observées dans
les aberrations qu'elles ont pu présenter.

On conçoit également qu'une fracture de la région postérieure et supérieure de la tête, avec lé-
sion plus ou moins considérable des organes cérébraux dans les parties correspondantes du cerveau,
ait pu exister sans apporter de trouble dans les
fonctions des facultés intellectuelles ; car, dans ce
cas, les facultés sympathiques qui ont pu être lé-
sées auront amené un dérangement plus ou moins
grand du caractère de l'individu, ou moral ou social, mais non de son intelligence, dont les organes
n'auront point été atteints ; et encore sous ce rapport les observations conservées par les auteurs
sont absolument incomplètes.

Les plaies frontales profondes seront, en général,
les seules qui amèneront à leur suite des dérangemens plus ou moins grands des facultés intellectuelles proprement dites.

Les auteurs, ignorant ainsi non-seulement la
structure du cerveau, mais n'ayant aucune idée de

la localisation de nos diverses facultés, tant intellectuelles que sympathiques ou industrielles, ne
connaissant pas la direction des fibres ni l'importance plus ou moins grande des diverses parties
du cerveau dans les manifestations de l'ame, n'ont
donc pas pu faire des observations qui puissent à
bon droit servir de preuve, pour dénier au cerveau
la fonction de manifester par ses facultés les différens modes d'activité de notre vie de relation.

Bien plus encore, ceux des auteurs qui ont
voulu parler des altérations organiques du cerveau ou de ses parties, après les dérangemens des
manifestations de l'ame, ont été chercher des choses qui n'ont jamais existé. Ainsi, Morgagni veut
des cerveaux durs et coriaces chez les personnes
qui se font remarquer par leur fixité, leur fermeté,
leur opiniâtreté ; et des cerveaux mous chez celles
qui ont montré un caractère inconstant et irrésolu.
— Théophile Bonnet voit des cerveaux desséchés,
durs et friables chez les individus morts dans le
délire et la rage. Dumas enfin prétend qu'on doit
rencontrer un cerveau rond chez les hommes spiri-

tuels, et suivant que le défunt avait un caractère doux ou tempéré, selon que ses idées étaient suivies ou confuses, vives ou paresseuses, suivant qu'il était fou ou imbécile; notre physiologiste veut qu'on trouve le cerveau d'une couleur plus ou moins foncée, d'une consistance plus ou moins ferme, plus ou moins raide.

Si l'on ne rencontre aucune de ces altérations dans le cerveau d'un aliéné, par exemple, doit-on en inférer qu'il n'y a aucune altération? Non, sans doute; mais seulement que ces diverses altérations, admises par les auteurs, dérivent toutes d'une connaissance trop peu approfondie de la structure et des fonctions des organes cérébraux.

On sait d'ailleurs, et Spurzheim le faisait remarquer avec beaucoup de raison, qu'il est un assez grand nombre d'altérations que l'on doit admettre, sans cependant qu'on puisse les vérifier par les sens. Dans les morts produites par l'hydrophobie, le tétanos, les convulsions, on ne trouve souvent aucune altération appréciable dans le système nerveux; dira-t-on qu'il n'en existe aucune?

Non ; mais seulement que nos connaissances ne nous mettent point encore à même de les apprécier.

Et à propos de l'insuffisance des connaissances actuelles, par rapport aux diverses manifestations de l'ame humaine, personne n'est mieux dans le cas de la sentir que ceux qui se livrent à l'étude et au traitement des aliénations mentales. Pinel désespérait qu'on pût jamais connaître les divers égaremens de l'entendement ; cependant on conçoit que l'étude approfondie de la phrénologie doit amener une autre théorie des diverses affections mentales, et surtout de la folie. — En effet, lorsqu'on aura constaté, et je pense qu'on y parviendra, que les innombrables variétés de monomanies avec intervalles lucides, tiennent chacune à l'affection d'un ou de plusieurs organes spéciaux du cerveau on concevra un mode de traitement plus rationnel et mieux approprié, et on ne reléguera plus parmi les folies incurables les cas dans lesquels les deux facultés de *la comparaison* et de *la causalité* ne seront point atteintes.

4

Nous avons fait sentir tout à l'heure comment, dans l'appréciation que les auteurs avaient voulu faire des divers dérangemens des manifestations mentales en rapport avec les altérations pathologiques du cerveau, ils avaient constamment négligé les facultés sympathiques et industrielles. En effet, ils se bornent à dire : « Le malade continuait à » marcher, à manger et à parler; il avait sa con- » science, car il connaissait ceux dont il était envi- » ronné et ne délirait pas; il avait la mémoire et » le jugement; par conséquent aucune faculté n'é- » tait troublée. »

Mais, quand un homme d'un caractère paisible, après avoir été blessé par un coup de pierre à la tête, devient querelleur et hargneux; quand un autre, dont toutes les actions étaient irréprochables, est entraîné, par un penchant irrésistible, au vol, après avoir reçu une blessure à la tête, il est évident que ces deux personnes ont conservé leur conscience, la mémoire, le jugement et même l'imagination; mais que cependant les lésions de leur tête ont produit, dans ces cas, une perturbation dans les manifestations de leur ame. Et de tels faits sont vrais ; ils ont été observés et cités par Spurzheim, que, dans ce cas, l'on ne récusera pas comme une autorité.

Dans toutes les observations citées par les auteurs, comme dans celle de l'ecclésiastique de Vienne, observée par Gall, avant qu'il connût la structure du cerveau, on a constamment oublié la duplicité des parties cérébrales, duplicité qui permet qu'une moitié soit détruite sans que l'autre cesse de faire sa fonction. Il en est, en cela, comme de tous les organes doubles dont l'un peut être détruit, et l'autre continuer à lui seul les fonctions qu'ils accomplissaient conjointement auparavant.

Gall a donné des soins à un malade qui, pendant trois ans, entendait constamment du côté gauche des injures qu'on lui adressait, et il regardait toujours de ce côté. Du côté droit, il jugeait sainement que cet état provenait de l'altération du côté gauche de son cerveau. Il observait ainsi sa folie.

Un hémisphère du cerveau peut donc être paralysé, ou privé d'activité, ou dérangé dans son action, tandis que l'autre continue ses fonctions. Cela se voit dans l'hémiplégie.

Toutes les observations de ce genre doivent donc, pour être utiles, être faites avec la connaissance de la structure et des fonctions des différentes parties du cerveau.

§ II. — Des Hydrocéphales.

Beaucoup d'auteurs, pour soutenir l'opinion qui dénie au cerveau la fonction d'être l'organe des manifestations de l'ame, ont prétendu que, dans quelques cas, des amas d'eau plus ou moins considérables, formés dans la tête, avaient pu dissoudre, désorganiser, et même détruire complétement le cerveau, sans que les individus chez lesquels survenaient de pareilles affections cessassent de manifester, comme auparavant, leurs facultés intellectuelles.

Zacutus Lusitanus dit avoir vu un enfant sans

cerveau qui vécut trois ans. Il croit, en le dissé-
quant, avoir trouvé la dure-mère double.

Duverney soutient, dans des cas d'hydrocéphales,
n'avoir trouvé dans le crâne que de l'eau.

Lauffer a écrit une dissertation sur un enfant
nouvellement né, dans la tête duquel il n'y avait
point de cerveau, etc.

La plupart des faits rapportés à cette occasion
ne contiennent pas de détails assez précis pour
qu'on puisse les soumettre à une analyse rigou-
reuse. Ils sont tous d'ailleurs fournis par des auteurs qui, n'ayant aucune connaissance de la structure du cerveau, et habitués qu'ils étaient à ne voir
cet organe que dans l'état naturel, c'est-à-dire formant une masse assez compacte, ont pensé, quand
ils n'apercevaient plus cette masse, que le cerveau
était dissous, fondu, absorbé ou détruit.

Les médecins n'ont pas, en général, été d'accord
sur le siége de l'hydrocéphale chronique. Les uns,
avec Walter de Berlin, ont soutenu que l'eau se
trouve toujours épanchée en dehors du cerveau.

Odier croit que l'hydrocéphale est toujours occasionée par un épanchement dans les sinuosités de la pie-mère.

Petit, au contraire, n'a reconnu que des hydro-céphales étendues où les eaux étaient amassées dans les ventricules du cerveau, et jamais entre les membranes ou entre la dure-mère et le crâne.

Gall et Spurzheim avaient soutenu la même opinion, et d'une manière peut-être encore plus décidément exclusive : « Toutes les fois, dirent-ils, que » le crâne est distendu extraordinairement en conséquence d'un amas d'eau très-considérable, le » fluide se trouve dans les cavités du cerveau. » Spurzheim a depuis rectifié cette opinion, après avoir disséqué à Paris, avec M. le docteur Roberton, un enfant de dix-huit mois, qui avait la tête très-distendue par deux livres d'eau ramassée entre l'arachnoïde et la dure-mère, et chez lequel une pseudo-membrane, épaisse de deux lignes, couvrait l'arachnoïde. Il y avait peu de fluide dans les cavités, et la masse cérébrale était ferme. L'enfant avait toujours été faible, mais assez intelligent.

On doit donc admettre que, dans l'hydrocéphale, l'eau peut se rencontrer amassée, ou dans les ventricules, ou entre les membranes du cerveau, ou entre ces membranes et le crâne ; ce dernier cas est cependant le plus rare.

Lorsque l'eau est contenue et amassée dans les ventricules, elle distend peu à peu les fibres cérébrales de manière à réduire le cerveau en une espèce de membrane plus ou moins amincie ; mais cela, sans déchirer ni détruire les fibres cérébrales. C'était cette déformation du cerveau qui avait fait dire à Duverney n'avoir trouvé dans le crâne que de l'eau.

Morgagni, en effet, rapporte que, dans des cas tout semblables, il avait constamment trouvé le cerveau, mais étendu comme une membrane mince. Bien avant lui, Tulpius, dans ses *Observationes medicæ*, publiées en 1641, en rapportant l'observation d'une hydrocéphale, dans laquelle les facultés intellectuelles étaient peu altérées, avait déjà remarqué que la structure du cerveau devait être fort différente de celle qu'on s'imaginait communément. Cette structure, Gall et Spurzheim l'ont démontrée, et un des résultats de leur grand travail est de prouver que, dans les hydrocéphales, les fibres cérébrales ne font guère que changer de direction, et, de verticales qu'elles étaient, deviennent horizontales.

Or, comme le remarque Spurzheim, les manifestations de l'ame ne dépendent pas essentiellement de la position des fibres cérébrales; verticales, ou horizontales, ou courbées, les fibres nerveuses peuvent continuer sans beaucoup d'altération, lorsque la pression de l'eau n'est pas trop forte, et n'agit que par degrés insensibles. Quelques parties cérébrales s'allongent dans ce cas; mais l'organisation n'est pas détruite pour cela.

Cette opinion, que je crois très-exacte, se confirme d'ailleurs, ainsi que le fait observer Spurzheim, par des preuves, sinon directes, du moins tirées de faits très-analogues. Tous les chirurgiens savent que, dans certains cas de tumeurs développées au fond de l'orbite et qui poussent l'œil en avant, le nerf optique, dans cette occasion, suit le mouvement du globe de l'œil, et s'allonge, la plupart du temps, sans que la vue soit détruite, souvent même sans l'altérer sensiblement.

Il n'y a donc pas de doute que des personnes affectées d'hydrocéphales, même très-considérables, peuvent encore manifester leurs facultés. Spurzheim cite même l'exemple d'un homme de vingt-trois ans, qu'il a observé vivant, près d'Édimbourg, en Écosse, dont l'hydrocéphale des plus monstrueux avait donné à la tête trente-neuf pouces de circonférence, et qui manifestait très-passablement ses facultés.

On peut donc dire que tout ce que les auteurs ont avancé sur l'hydrocéphale, pour prouver que le cerveau n'est pas l'organe de l'ame, se trouve réfuté par la connaissance exacte de la structure du cerveau.

§ III. — Des cerveaux ossifiés.

On a cité encore, parmi les phénomènes qu'on a cru propres à prouver que le cerveau n'était pas

l'organe de l'ame, des cas dans lesquels on a prétendu que cette partie avait été trouvée convertie
en une masse osseuse ou pierreuse, sans que rien,
pendant la vie de l'animal, eût fait pressentir cette
transformation singulière.

Ici, encore, l'ignorance ou la légèreté ont mal
expliqué les faits. Thomas Bartholin est le premier
auteur qui ait fait mention de ce phénomène. Il
raconte qu'en 1690 on tua, dans un couvent de
Padoue, un bœuf dont le cerveau ; selon le rapport du moine frère et cuisinier, était dur comme
du marbre.

Duverney fit voir à l'Académie, en 1703, un
prétendu cerveau ossifié. Le docteur Simson parle
d'une vache tuée à Fettercairn, en Ecosse, dont
le cerveau était ossifié [1].

Moreschi, professeur d'anatomie à Bologne, et
le docteur Giro, prétendent avoir examiné à Ro-
vigo un semblable cerveau d'un bœuf qui avait les

---

[1] *An inquiry, how far the vital animal actions are independent
on the brain*, Édimb. 1752.

mêmes inclinations que tout autre bœuf à cerveau sain, et qui avait huit ans quand on le tua [1].

Il paraît que des phénomènes de ce genre ne sont pas très-rares chez les bœufs ; mais ce ne sont point, ainsi qu'on l'a avancé, des cerveaux ossifiés ou pétrifiés ; ce sont tout simplement des excroissances osseuses, naissant le plus souvent de la base ou de la voûte interne du crâne. Ces excroissances osseuses se rencontrent quelquefois à la surface extérieure du crâne, et quelquefois aussi aux deux surfaces en même temps ; comme on le voit dans un crâne que Pierre Franc a donné à l'université de Gœttingue, et dans un autre que l'on conserve à la collection de l'École de Médecine de Paris.

Haller avait déjà fait voir que le cerveau pétrifié de Bartholin n'était qu'une excroissance de la base du crâne. Et Vallisnieri, qui combat la prétendue ossification du cerveau présenté à l'Académie par Duverney, ne peut pas assez témoigner

[1] *Gazette de santé*, 1809, n° 32.

son étonnement de ce que cette pièce a pu en imposer à ce corps savant.

Quant à l'influence que ces excroissances osseuses peuvent avoir sur les manifestations intellectuelles ou sympathiques des animaux et des hommes, on commettrait, je crois, une grave erreur en pensant que ces altérations organiques peuvent exister chez un individu sans porter atteinte aux manifestations de son ame. On conçoit que ces excroissances, se formant lentement, peuvent agir sur le cerveau, en le poussant de côté par degrés insensibles sans désorganiser son tissu ; les parois du crâne peuvent d'ailleurs s'élargir en proportion, comme cela arrive dans les hydrocéphales. Ces observations devraient d'ailleurs être faites avec plus d'exactitude qu'elles ne l'ont été jusqu'ici.

Mais, de ce qu'on voit un bœuf boire et manger, de ce qu'une fois attelé au joug, il marche pressé de l'aiguillon, on ne doit pas en conclure que cet animal jouisse de toutes ses facultés.

L'homme n'est pas le seul d'entre les animaux chez lequel l'esclavage rabougrisse la nature, fausse l'intelligence et déprave les instincts. L'état dans lequel nous tenons notre bétail domestique paralyse chez ces animaux l'activité et le développement de toutes les facultés dont la nature les a doués pour la conservation de leur individu et celle de leur espèce ; de sorte qu'il devient déjà fort difficile, pour ne pas dire impossible, d'apprécier en eux l'anéantissement, par une cause quelconque, de leurs diverses facultés sympathiques et industrielles.

On ne saurait, en conséquence, rien conclure des observations dont nous venons de nous entretenir.

CHAPITRE IV.

CONSIDÉRATIONS SUR LES DIFFÉRENTES OPINIONS ÉMISES JUSQU'A CE JOUR
TOUCHANT L'INFLUENCE DU CERVEAU DANS LES MANIFESTATIONS
INDUSTRIELLES, SYMPATHIQUES ET INTELLECTUELLES
DES ANIMAUX ET DE L'HOMME.

Lorsqu'on eut admis que c'était dans la tête qu'il fallait aller chercher la cause organique des différens actes moraux et intellectuels des animaux et des hommes, alors survinrent d'autres idées, d'autres systèmes, et commencèrent d'autres travaux qui tous eurent pour but d'établir le rapport qu'on admettait devoir exister entre le développement intellectuel des hommes et la configuration de leur tête.

C'était avec l'intention d'établir ce rapport que, dès le treizième siècle, le célèbre archevêque de Ratisbonne, Albert-le-Grand, dessinait une tête et y indiquait le siége des différentes facultés de l'esprit. Il plaçait *le sens commun* dans le front ou dans le premier ventricule, *la cogitation* ou *le jugement* dans le second, enfin *la mémoire* et *la force motrice* dans le troisième ventricule du cerveau.

Des tentatives semblables furent faites en Italie, à la fin du quinzième siècle, par Pierre de Montagna, qui publia un ouvrage et représenta sur une tête le siége du *sensus communis,* une *cellula imaginativa, cellula estimativa seu cogitativa, cellula memorativa* et *cellula rationalis.*

Ludovico Dolci fit de même, et le docteur Gordon, en Écosse, continua les mêmes travaux.

Willis considérait les corps striés comme le siége de la perception et de la sensation.

Boerhaave pense que l'imagination et le jugement doivent avoir des siéges différens, parce que la première est active dans le sommeil, et le second dans la veille.

Enfin, Charles Bonnet alla, à cet égard, beaucoup plus loin qu'eux tous, puisqu'il voulut considérer chaque fibre cérébrale comme affectée à
une fonction particulière; ce qui n'était pas plus
rationnel qu'il ne le serait de dire que chaque fibre
musculaire est affectée à un mouvement particulier.

Du reste, la tendance la plus générale fut, dans
tous ces travaux, de ne point diviser; et suivant
d'ailleurs toujours pour ces appréciations la division philosophique des facultés intellectuelles admise alors dans les écoles, il devenait impossible
d'arriver par là à des résultats satisfaisans.

§ Iᵉʳ. — Considération du cerveau dans son volume absolu.

L'observation a plus générale ayant fait remarquer que, d'ordinaire, les hommes doués de grands
talens, de beaucoup de capacités, avaient une grosse

tête ; que l'homme avait un cerveau plus considérable que les animaux domestiques, et les animaux supérieurs plus que ceux d'un ordre inférieur, on crut pouvoir en conclure que l'intelligence des êtres était en rapport direct avec la grandeur du cerveau dans son volume absolu.

Plusieurs physiologistes modernes partagent encore cette opinion, qui fut soutenue dans l'antiquité par Aristote, Érasistrate, Pline et Galien.

Les notions les plus générales d'anatomie comparée suffisent pour démontrer l'erreur de cette opinion.

Ainsi, parmi nos animaux domestiques, le singe et le chien, qui se rapprochent le plus de l'homme par leur intelligence, ont cependant un cerveau bien moins volumineux que le bœuf, le cochon, l'âne, etc. D'un autre côté, le loup, le tigre, la brebis, le chamois, dont les instincts et les facultés sont si différens, ont cependant, à très-peu de choses près, le même volume de cerveau.

Chez l'homme, on voit souvent des individus avec une petite tête manifester plus énergiquement leurs facultés industrielles, sympathiques et intellectuelles, que d'autres qui sont pourvus d'une tête très-volumineuse.

Toutes ces remarques contradictoires qui ont été faites depuis long-temps, portent donc à abandonner l'opinion qui prétend, par la grandeur absolue du cerveau, déterminer la mesure des facultés de l'homme et des animaux.

§ II. — Considération du cerveau relativement à la grandeur totale du corps.

Voyant que les considérations à l'aide desquelles on croyait pouvoir établir la mesure du développement de l'intelligence chez les animaux, d'après le volume absolu du cerveau, étaient réfutées par les plus simples notions d'anatomie et d'histoire naturelle, on a alors avancé que, si l'on ne pouvait pas calculer le développement des facultés intellectuelles chez un individu, d'après le volume absolu de son cerveau, la règle se trouverait au moins dans la grandeur relative de cet organe, comparativement à la masse totale de son corps.

On a dit, à cet effet, que l'homme, relativement à la masse totale de son corps, avait le cerveau beaucoup plus considérable qu'aucun autre animal, et cette particularité a semblé suffire pour expliquer la supériorité de l'espèce humaine.

On a fait remarquer aussi que les poissons et les reptiles, qui sont certainement d'entre tous les animaux ceux dont la vie de relation est la moins étendue, sont également ceux dont le cerveau est le plus petit, relativement à la masse totale de leur corps.

Il est vrai qu'un crocodile long de douze pieds, un serpent long de dix-huit, une tortue qui pèse quelques centaines de livres, ont un cerveau dont le poids n'atteint pas une once. Mais on ferait un raisonnement et des corollaires trop précipités, si l'on voulait établir, par ces faits, que les manifestations de l'ame, chez les animaux, sont proportionnées au volume du cerveau, relativement à la grandeur du corps.

Blumenbach, Sœmmering, Cuvier, qui ont à cet égard multiplié les observations, ont trouvé que le moineau, le serin, la linotte, le pinson et plusieurs singes avaient, relativement à la grandeur de leur corps, plus de cerveau que l'homme. Ce qui porterait à conclure, si l'on admettait l'opinion que nous combattons, que ces petits oiseaux nous sont supérieurs en intelligence, ou du moins devraient l'être au chien, au cheval, à l'éléphant, etc., etc.; car, dans cette hypothèse, ce dernier animal devrait être excessivement stupide : ce qui n'est pas.

Une remarque qu'avait faite Haller, relativement à cette opinion, est que le cerveau étant dans l'enfance plus grand que dans la virilité, proportionnellement au volume total du corps, les enfans devraient l'emporter en intelligence sur les hommes faits ; mais cette objection de Haller n'est que spécieuse, en ce qu'on peut lui objecter que, quel que soit le volume du cerveau dans l'enfance, son or

ganisation n'étant pas complète, il n'est, par conséquent, pas encore propre à remplir ses fonctions.

Haller avait encore remarqué qu'il est très-diffi-
cile de mesurer exactement le volume du cerveau,
relativement à la masse du corps, parce que ce
dernier peut, par l'amaigrissement ou l'obésité,
diminuer ou augmenter de moitié en poids, tandis
que le cerveau, disait-il, ne subit aucun change-
ment dans ces diverses circonstances. Sœmmering
et Cuvier ont partagé cette opinion de Haller. Mais
Spurzheim fait remarquer avec raison que, quoique le cerveau, ainsi que les poumons, ne dépose
pas de graisse, il éprouve cependant, comme le
reste du corps, les effets de la pénurie ou de l'a-
bondance; et des observations multipliées lui ont
prouvé que, chez les animaux et les hommes bien
nourris, les circonvolutions sont plus renflées et
serrées les unes contre les autres; chez les animaux amaigris, au contraire, les circonvolutions
sont flasques et affaissées.

Ces deux opinions de Haller ne sont donc point
exactes.

La proposition la plus plausible à l'occasion des considérations dont nous nous entretenons, est celle émise par Sœmmering, et qui constate que l'homme est celui de tous les animaux qui a le cerveau le plus grand par rapport aux nerfs; mais cela ne nous semble rien prouver pour l'intelligence.

§ III. — Système de l'angle facial de Camper.

Lorsqu'on eut reconnu qu'il n'était pas possible d'admette qu'on pût trouver la mesure de l'intelligence de l'homme et des animaux, ni dans le volume absolu du cerveau, ni dans le rapport qui existe entre le volume de cet organe et celui de tout le reste du corps, puisque ces deux suppositions ne conduisaient à rien moins qu'à établir l'infériorité intellectuelle de l'homme, l'une par rapport au bœuf, l'autre par rapport à la linotte et au moineau, on conçut la nécessité de nouvelles recherches.

Un naturaliste profond, et chez lequel une extrême sagacité se trouvait aidée des connaissances les plus vastes, Camper, conçut le premier que c'étaient surtout les parties antérieures du cerveau, qui, chez les animaux comme chez l'homme, étaient plus spécialement affectées à l'intelligence; que les autres parties paraissaient destinées à d'autres fonctions, et qu'en conséquence, si l'on ne voulait qu'obtenir un indice du degré d'intelligence des êtres que l'on comparait, on pouvait négliger les parties postérieures du cerveau, et ne faire porter les appréciations que sur le développement plus ou moins considérable des parties antérieures ou du front.

C'est d'après cette idée, qu'il crut avoir trouvé la mesure de l'intelligence chez les êtres, en la comparant à l'angle formé par deux lignes, dont l'une, partant du sommet du front et suivant la direction générale de la face, vient tomber sur les dents incisives, tandis que l'autre, partant de ce dernier point et rasant la base du cerveau, vient passer par le conduit auditif externe.

Plus l'angle formé par ces deux lignes est obtus, plus, par conséquent, d'après cette opinion, l'homme ou les animaux doivent être intelligens.

Cette opinion et cette mesure qui, si l'on se borne à l'appliquer à quelques-uns de nos animaux domestiques, semble assez bien se confirmer, obtint dans le temps un succès général.

Ce fut d'après elle que Lavater dressa son échelle si connue de la série des dégradations de la tête, depuis l'Apollon du Belvéder jusqu'à la grenouille.

Plusieurs anatomistes et physiologistes contemporains sont encore partisans de cette idée ; et Cuvier, dans ses *Leçons d'anatomie comparée*, a dressé, d'après elle, une table qui indique les diverses proportions de l'angle facial chez l'homme et chez les animaux. Mais il était trop profond anatomiste pour ne pas s'apercevoir bientôt des erreurs auxquelles ce mode d'appréciation pouvait exposer, puisqu'il y a un très-grand nombre d'animaux chez lesquels il existe une distance considérable

entre la table externe du crâne et le cerveau; chez
le cochon, par exemple, il y a au moins un pouce,
et chez l'éléphant, il y en a jusqu'à treize. Ce fut
cette considération qui engagea Cuvier à faire porter la ligne antérieure de l'angle facial sur la table
interne du crâne, au lieu de l'externe; mais cette
modification, sans ajouter beaucoup d'exactitude
au moyen de Camper, le rendait inapplicable pour
tout autre qu'un anatomiste, et, par conséquent,
diminuait beaucoup son importance et son usage.

Ce moyen de Camper ne saurait s'appliquer avec
quelque exactitude que chez un très-petit nombre
d'animaux; et conçu et appliqué comme mesure
générale, il expose aux plus grandes erreurs et
conduit à des conséquences absolument fausses.

Il faudrait, d'ailleurs, ainsi que le remarque
Spurzheim, mesurer le même individu dans son
enfance, sa maturité et sa vieillesse; car la proportion de l'angle facial change avec l'âge et varie dans
chaque individu.

Ce moyen, par rapport au nègre, donne des résultats qu'on ne saurait admettre, et constituerait

à cette race humaine une infériorité intellectuelle beaucoup plus grande qu'elle n'est réellement ; car il y a un grand nombre d'idiots européens qui ont l'angle facial plus obtus que des nègres très-intelligens. Et chez ces derniers, l'acuité de l'angle facial dépend bien davantage du plus grand développement de leur mâchoire, que du défaut de développement de leur front.

Nous pouvons répéter, en outre, la remarque faite par Blumenbach, qui prouve que les trois quarts au moins des animaux connus ont l'angle facial, à très-peu de chose près, pareil ; quoiqu'ils soient cependant doués de facultés bien différentes.

§ IV. — Comparaison du crâne et de la face.

Obligés de renoncer à trouver une mesure exacte de l'intelligence dans les résultats donnés par l'angle facial de Camper, tel que celui-ci l'avait proposé, plusieurs naturalistes et physiologistes ont pensé que les erreurs auxquelles exposait ce moyen dépendaient surtout de la différence de la conformation de la face dans les diverses espèces animales. Ils ont, en conséquence, été portés à admettre qu'on trouverait un moyen plus exact d'arriver à l'appréciation des manifestations de l'âme, en comparant entre eux le crâne et la face.

Ils se sont appuyés surtout de cette opinion de Cuvier, qui dit que l'homme est, de tous les animaux, celui dont la face est la plus petite, comparativement à la grandeur de son cerveau, et que la proportion de la face augmente, par rapport au cerveau, à mesure que, dans l'échelle animale, on descend aux espèces les plus stupides et les plus sauvages. Il pense que cette proportion doit être attribuée surtout à ce que le nerf olfactif et celui du goût, qui constituent les sens brutaux, sont d'autant plus grands que le cerveau est plus petit et la face plus volumineuse.

Cette proposition, dans l'application qu'on veut en faire, est loin d'être complétement exacte.

D'abord, la différence des proportions du crâne et de la face tient, dans toute l'échelle animale, à la différence d'organisation des animaux, et ne saurait donner la mesure du degré de leur intelligence, quelque spécieuses que paraissent du reste certaines de ces comparaisons.

Dans l'ordre des mammifères, par exemple, si l'on compare les carnivores aux herbivores, on voit que la différence des proportions du crâne à la face tient, ainsi que nous le disons, à la différence de leur organisation ; car les premiers, qui se nourrissent de proies vivantes, avaient besoin, pour déchirer leurs proies, d'être pourvus de mâchoires plus fortes, et, partant, moins allongées que les herbivores ; que ceux-ci, trouvant leur nourriture répandue à la surface du sol, devaient avoir d'abord une mâchoire assez allongée pour l'atteindre, ensuite une longue rangée de molaires pour broyer, comme à la meule et par une répétition de frottemens qui n'exigent pas de grands efforts, les alimens peu nutritifs dont ils font leur pâture. Les herbivores auront, par conséquent, une mâchoire plus considérable que les carnivores. Ce sera au moins le cas le plus général; mais on rencontrera encore de nombreuses exceptions qui trouveront leur nécessité dans l'organisation particulière de l'animal, et, nous le répétons, ne prouveront rien par rapport à son intelligence.

Quelques naturalistes, pour perfectionner ce moyen de comparaison du crâne et de la face, ont proposé de mesurer l'aire de ces deux parties, après la section verticale de la tête, dans le sens de la ligne médiane; mais ce procédé ne donne pas des résultats plus satisfaisans pour l'appréciation des facultés intellectuelles, que ceux dont nous nous sommes déjà occupés.

On a encore voulu rendre cette comparaison du crâne et de la face plus exacte, pour les hommes au moins, en ne comparant que le front à la face; on a dit que le volume du front, comparé au volume de la face, donnait assez exactement la mesure du degré d'intelligence des individus.

Mais ce n'est point dans la proportion du front à la face, c'est seulement dans le développement du front lui-même, et lui seul, qu'on peut trouver l'indice d'une intelligence supérieure ; car, que la face soit grande ou petite, peu importe, moyennant que le front soit grand et bien développé. Ainsi, Leibnitz, Léon X, Montaigne, Mirabeau, avaient le visage et le crâne également volumineux ; tandis que Bossuet, Voltaire, Kant, etc., avaient le visage petit et le crâne très-grand.

Il faut donc encore renoncer à obtenir des résultats exacts par ce dernier moyen de comparaison.

On est donc en droit de conclure, de toutes les considérations qui précèdent, que le cerveau est très-certainement l'organe des diverses facultés dont l'activité constitue toutes les manifestations industrielles, sympathiques et intellectuelles des hommes et des animaux ; mais qu'on ne saurait avec raison rechercher la mesure de ces manifestations ni dans la grandeur absolue du cerveau, ni dans le volume de cet organe, relativement au

corps ou aux nerfs, ni d'après l'angle facial de
Camper, pas plus que d'après la proportion du
crâne à la face, ou enfin de celle-ci au front.

Les naturalistes et les savans s'étaient donc jusqu'alors fourvoyés dans toutes leurs recherches
phrénologiques. C'était à Gall qu'était réservée la
gloire d'entrer le premier dans le vrai chemin,
ainsi que nous allons l'exposer dans le chapitre
suivant.

CHAPITRE V.

Dès sa première enfance, Gall se distingua, par une disposition très-remarquable, à l'observation et à la réflexion. Au sein de sa nombreuse famille, dans les écoles où il passa sa jeunesse, ses frères, ses sœurs, ses condisciples, furent déjà pour lui des sujets d'observations.

Il était doué de fort peu de mémoire verbale; de sorte que ceux de ses condisciples qu'il avait le plus à redouter étaient ceux qui, au contraire de lui, possédaient une grande facilité pour apprendre

6

par cœur, et qui ainsi lui enlevaient fort souvent à l'école la place ou le rang qu'il avait obtenu par une composition écrite.

Piqué de se voir ainsi battu par des rivaux auxquels il se sentait supérieur, sa perspicacité ne fut pas long-temps à leur trouver des défauts pour s'en moquer. Il reconnut que tous ceux qui étaient l'objet de sa jalousie avaient un même défaut de physionomie, de gros yeux saillans. Il changea plusieurs fois d'école ; il alla à l'université de Strasbourg, et trouva toujours des condisciples qui l'emportaient sur lui lorsqu'il s'agissait d'apprendre par cœur et de réciter avec exactitude : toujours aussi il leur trouva de grands yeux saillans; comme chaque fois qu'on lui vantait la mémoire d'un étudiant, il retrouvait encore cette même disposition des yeux.

Une pareille observation ne fut pas perdue pour un jeune homme aussi remarquable que l'était Gall. Ce fut un hasard, sans doute, mais un de ces hasards qui, comme le dit Fontenelle, n'arrivent qu'aux hommes de génie, et qui fit que Gall ouvrit à l'activité intelligente de l'esprit humain une des routes les plus fécondes en puissans résultats philosophiques.

Gall s'étant ensuite, en 1781, rendu à Vienne, en Autriche, pour y étudier la médecine, fut grandement étonné d'y apprendre qu'on ignorait complétement les fonctions du cerveau.

Ce qu'on en disait à cette époque ressemblait bien plus à toutes les rêveries métaphysiques des penseurs creux de tous les âges, qu'à un ensemble de faits sur lesquels on pût formuler une doctrine scientifique.

Gall conçut l'espoir d'arriver, à cet égard, à des résultats plus importans ; il y appliqua son génie, et le monde attachera à son nom la gloire d'avoir fondé la science de l'esprit humain.

Ayant déjà un signe extérieur pour la mémoire verbale, Gall, afin de poursuivre ses investigations, adopta la division des facultés intellectuelles admise dans les écoles, et s'attacha à rechercher, dans la forme générale de la tête, quels étaient les signes extérieurs, les configurations qui corres-

pondaient à la mémoire, au jugement, à l'imagination, etc., etc. ; mais cette division vicieuse ne
pouvait le conduire qu'à des erreurs.

Il pensa ensuite qu'il devait chercher des signes
extérieurs dans des endroits limités de la tête. De
même, se disait il, que la mémoire est indiquée
seulement par des yeux saillans, de même le jugement, l'imagination, etc., peuvent être indiqués
par une protubérance limitée du crâne. Mais ses
recherches ne lui réussirent pas encore.

Il vit une demoiselle qui avait une mémoire ex-
cellente, qui se souvenait d'un concert entier, et
qui pouvait répéter tous les airs qu'elle avait en-
tendus. — Cependant cette demoiselle n'avait pas
les yeux saillans.

On lui parla également d'une jeune fille qui voyait
beaucoup de monde, et qui avait la plus grande
facilité à reconnaître toutes les personnes après les
avoir vues une seule fois. — Cette jeune fille n'a-
vait pas non plus les yeux saillans.

Alors Gall chercha des signes extérieurs pour
les différentes mémoires, et fut ainsi conduit à ad-

mettre quatre sortes de mémoire, et à les placer dans quatre organes différens : 1° mémoire des lieux ; 2° mémoire des personnes ; 3° mémoire des faits ; et 4° mémoire des mots, ou verbale.

Laissant ensuite de côté les divisions des écoles, il rechercha quelle était la configuration de la tête chez les individus remarquables par le développement de certaines facultés intellectuelles, et il parvint à découvrir pour plusieurs des signes extérieurs correspondans. Bientôt il s'occupa, sous le même point de vue, des qualités morales, et obtint des résultats qui ne purent que l'encourager à suivre ce genre d'investigation.

En observant un jour un mendiant dont la partie postérieure du sommet de la tête offrait un développement très-remarquable, Gall crut devoir interroger cet homme sur les causes qui l'avaient amené à l'état déplorable où il le rencontrait. Celui-ci lui avoua qu'il ne pouvait attribuer qu'à son excessif orgueil les causes de sa mendicité ; que, dès son enfance, il s'était toujours cru supérieur aux autres, et ainsi n'avait rien voulu apprendre.

Gall a toujours retrouvé la même configuration chez ceux qui se faisaient remarquer par leur orgueil.

Ce fut ainsi qu'il observa les actions des hommes, leurs talens, leur caractère, en les comparant avec la configuration de la tête; et lorsqu'il trouvait un rapport entre le développement d'une partie cérébrale et un genre d'action intellectuelle ou morale, il nommait la partie cérébrale d'après l'action. C'est cette marche qui le conduisit à admettre un organe de la musique, un de la peinture, un de la poésie, un des arts mécaniques, un de la métaphysique, un de la ruse, un de la religion, un de la bonté, un de l'orgueil, etc., etc.

Cette nomenclature vicieuse fut peut-être ce qui empêcha Gall d'arriver à une classification des facultés cérébrales.

Le reproche qu'on peut lui adresser est de s'être constamment trop préoccupé de la division des écoles et des travaux métaphysiques et psychologiques qui lui étaient antérieurs. Ainsi, comme nous venons de le voir, il rechercha d'abord, sur les têtes humaines soumises à son observation, quelles étaient les configurations générales qu'on pouvait rapporter à la mémoire, au jugement, à l'imagination, etc.; division vicieuse, qui donnait ces modes d'activité des facultés cérébrales comme facultés elles-mêmes.

Il reconnut bientôt son erreur, mais ne la rectifia pas complétement, puisqu'il voulut rechercher autant d'organes distincts dans le cerveau, que dans la langue vulgaire on reconnaît de genres de talent où de dispositions vers certains actes.

La nomenclature qu'il a laissée des différentes facultés cérébrales a dû être nécessairement fort incomplète, et se ressentir de la marche qu'il avait suivie.

Il admet vingt-neuf organes cérébraux, ou démarcations appréciables sur le crâne, et correspondant chacune à une faculté, ou à un penchant, ou à une disposition vers tel ou tel acte, ou à tel ou tel talent; ce qui est confondre les facultés fondamentales, qui nécessairement doivent être simples, avec une disposition naissant de la réunion de plu-

sieurs de ces facultés, ou de l'énergie relative de
l'une d'elles ; disposition qui nécessairement est
toujours complexe. Ainsi, comme nous l'avons
dit, il place la mémoire au nombre des facultés,
et il est bientôt obligé d'admettre quatre sortes de
mémoire, et de les placer dans quatre organes différens. — Cette division même, qu'il adopte, prouve
que la mémoire n'est pas une faculté fondamentale, c'est-à-dire, simple, mais bien un mode d'activité de plusieurs de nos facultés ; car on ne se
souvient pas rien que des faits, des lieux, des personnes et des mots, on se souvient de bien d'autres choses ; — on se souvient toutes les fois qu'une
ou plusieurs de nos facultés sont occupées d'un
objet quelconque avec activité, au-delà du moment
de la perception ou de l'observation. Ainsi, si c'est
la faculté du coloris, on se rappellera des couleurs ;
l'organe de la configuration nous fera ressouvenir
des formes ; l'organe des localités nous rappellera
les lieux ; si c'est l'organe des tons, nous nous
rappellerons une romance, un couplet de vaude-
ville, ou même tout une partition musicale, si

nous avons l'organe des tons très-développé natu-
rellement, et que nous ayons perfectionné sa faculté par une longue étude de la musique, etc., etc.
Ainsi pour les autres cas.

Nous pouvons faire des objections également
incontestables, relativement à l'organe de la poésie, que Gall crut devoir admettre comme une faculté fondamentale, oubliant ainsi que, pour faire
un poète, il faut avoir bien d'autres organes aussi
perfectionnés que celui que Gall admet comme
exclusivement destiné à faire le poète. — Il faut
d'abord une organisation cérébrale sympathique
à un très-haut degré; il faut posséder, outre la faculté de l'idéalité, celles de la comparaison, de
l'imitation, de la localité, de l'observation, à un
très-haut degré encore; ainsi que la faculté intellectuelle d'expression. — On conçoit encore que
ces organisations doivent varier entre elles, suivant
le genre de poésie, etc., etc.

Il est inutile de nous répéter encore à l'occasion
de l'organe de la peinture, des mathématiques, etc.,
contre lesquels s'élèvent les mêmes objections.

Si maintenant nous passons aux facultés morales, nous verrons que Gall est encore tombé dans la même erreur.

Ainsi, il a admis un organe du vol, un du meurtre, ce qui n'était ni réel ni philosophique, et ce qui semblait entacher son système d'une triste fatalité.

C'est surtout, je le pense, cette malheureuse nomenclature qui fit dans le principe se récrier tant de gens, et suscita à Gall une foule de criti ques peu bienveillans, qui, semant de dégoûts les efforts qu'il faisait pour doter l'humanité d'une philosophie positive, l'empêchèrent d'arriver à un système rationnel de classification.

Gall n'avait pendant long-temps employé que des moyens physiognomoniques pour arriver à la connaissance des fonctions du cerveau. Une femme, hydrocéphale depuis son enfance, et qui avait toujours conservé une activité et une intelligence semblable à celle des autres femmes de sa classe, jusqu'à l'âge de cinquante-un ans, époque où Gall la rencontra, lui fit éprouver le besoin de commencer des études approfondies sur l'anatomie du cerveau.

Ce fut quelque temps après, en 1804, qu'il s'associa M. Spurzheim, et qu'ils poursuivirent en commun, sur l'anatomie et la physiologie du système nerveux et du cerveau en particulier, des recherches qu'ils consignèrent dans leur grand et monumental ouvrage.

Mais le défaut qu'on peut reprocher à ces grands anatomistes est précisément le même que celui qui fit échouer Gall dans ses observations physio gnomoniques, et l'empêcha d'arriver à une classification rationnelle des facultés cérébrales. — Ce défaut est de s'être trop préoccupés des travaux anatomiques qui leur étaient antérieurs, travaux presque tous insignifians ou vicieux.

Ils voulurent trop suivre et vérifier les travaux de Vieussens, Monro, Vicq-d'Azir et Reil; ce qui leur fit produire une anatomie trop compliquée, peu en rapport avec les notions phrénologiques qu'ils poursuivaient sur les fonctions du cerveau, et qui fit enfin exprimer à Spurzheim, après quinze années de travaux, l'opinion que « l'anatomie du

» cerveau humain et l'anatomie comparée de cet
» organe ne pouvaient nullement servir de guide
» pour déterminer les fonctions des diverses par-
» ties [1]. »

[1] G. Spurzheim, *Observations sur la phrénologie*. Paris, 1818.

CHAPITRE VI.

CONSIDÉRATIONS GÉNÉRALES SUR LES TRAVAUX DE SPURZHEIM.

Si Gall et Spurzheim ont été en tout point d'accord, relativement à la structure du système nerveux et du cerveau en particulier, il n'en a plus été de même dans la détermination des fonctions des différentes parties.

Spurzheim, venu plus tard et quand la route était déjà tracée, put se préserver des erreurs que l'on a tant reprochées à Gall, sans lui tenir assez compte de la nouvelle route que son génie ouvrait à l'activité de l'esprit humain.

Spurzheim s'éloigna tout d'abord de la nomen‑ clature vicieuse adoptée par Gall, et il rechercha , avec une grande sagacité et par une observation in‑ fatigable, les facultés fondamentales par lesquelles on pouvait expliquer les différentes manifestations des affections et des idées. Il put ainsi arriver à une classification, et faire faire par là à la phréno‑ logie des progrès marqués.

Il rechercha, disons-nous, les facultés fonda‑ mentales ou primitives, et, ainsi qu'il l'explique lui-même, il en admit une et un organe particulier, chaque fois que les phénomènes produits ne pou‑ vaient pas s'expliquer par les autres facultés con‑ nues, et qu'il y rencontrait les preuves qui démon‑ trent la pluralité des organes.

Il fut ainsi conduit à admettre trente-cinq facul‑ tés fondamentales ou primitives, et il appelle fa‑ culté primitive :

« 1º Une faculté qui existe dans telle espèce d'animaux, et non pas dans telle autre ;

» 2º Si elle varie dans les deux sexes de la même espèce ;

» 3º Si elle n'est pas proportionnée aux autres facultés du même individu ;

» 4º Si elle ne se manifeste pas simultanément avec les autres facultés, c'est-à-dire, si elle paraît ou disparaît plus tôt ou plus tard ;

» 5º Si, seule, elle peut agir ou se reposer ;

» 6º Si elle seule est propagée d'une manière distincte des parens aux enfans ;

» 7º Enfin, si elle peut conserver seule son état de santé ou tomber malade.

» Ces argumens, dit-il, ont la même valeur pour toutes les facultés. »

Ayant ainsi admis trente-cinq facultés primitives, il les divise en deux ordres, en facultés affectives et intellectuelles ; il subdivise les premières en deux genres, en penchans et en sentimens ; et les autres en trois genres, en facultés sensitives, perceptives et réflectives. Il admet la plupart des organes comme démontrés, plusieurs comme probables, et quelques-uns comme conjecturaux. Il considère dans chaque faculté la nécessité de son

existence, son but, ses abus et l'effet de son inac-
tivité, et il indique la situation de son organe res-
pectif.

Le premier ordre comprend vingt-une facultés
qu'il nomme affectives : « Facultés, dit-il, dont la
nature essentielle est d'éprouver des désirs et des
émotions. »

Il subdivise, avons-nous dit, ce premier ordre
en deux genres : le premier genre comprend neuf
facultés, qu'il nomme penchans. — « Ces facultés,
dit-il, produisent un désir, une inclination ou un
penchant, et ce qu'on appelle instinct chez les animaux; elles sont presque soustraites à l'influence
de la volonté. »

Le second genre des facultés affectives comprend
les sentimens. — « Ces facultés, dit-il, produisent
aussi des inclinations, mais ne sont pas bornées
à ce qu'on appelle désirs. Elles manifestent encore des émotions de l'ame, qu'on peut nommer
sentimens, et qu'il faut sentir soi-même pour les
connaître. »

Ces sentimens ainsi définis, et au nombre de

douze, sont subdivisés par Spurzheim en deux sous-ordres.

Le premier comprend les sentimens communs aux animaux et à l'homme, qui sont, selon lui, au nombre de quatre.

Le second est constitué par les sentimens propres à l'homme, il en compte huit.

Dans cette classification adoptée par Spurzheim pour le premier ordre des facultés, qu'il nomme affectives, ce phrénologiste confond, sous la dénomination commune de penchans, des facultés tout-à-fait dissemblables. Ainsi, il a placé, à côté l'une de l'autre, l'alimentivité, qui est la faculté individuelle par excellence, et l'amour physique et la philogéniture, qui sont des sentimens d'espèce. Ensuite, il place la bienveillance, faculté essentiellement morale et fondement de moralité, au nombre des sentimens communs aux animaux, tandis qu'elle ne saurait appartenir qu'à l'espèce humaine. Enfin, dans son second sous-ordre de sentimens, il place l'esprit de saillie et l'esprit d'imitation, et il les considère comme exclusivement propres à

l'homme. Il commet ainsi deux erreurs : d'abord,
ces deux facultés ne sont point affectives, comme
il le dit, mais bien évidemment intellectuelles ;
elles ne naissent point de sentiment, c'est-à-dire,
sympathiquement ; mais bien d'observation, c'est-
à-dire, intellectuellement. Ensuite , on ne peut
pas se refuser à admettre l'esprit d'imitation
chez le singe, qui, dans tant d'occasions, fournit des preuves positives qu'il est doué de cette
faculté.

Si, pour ce premier ordre de facultés, la classification de Spurzheim n'est pas exempte de reproches, celle qu'il propose pour le second ordre
prête peut-être davantage encore à la critique.

On peut reprocher à Spurzheim un défaut, commun, du reste, à beaucoup de bons esprits, logi-
ques, celui de ne reculer devant aucunes des conséquences, qui peuvent se déduire d'une proposition
une fois admise, d'une définition adoptée, quelque
étranges que paraissent ces conséquences. Ainsi,
en distinguant les deux ordres de facultés, il dit :
« Celles du premier ordre sont surtout mobiles

de nos actions ; celles du second sont destinées à nous donner des connaissances. »

Partant de cette définition que nous avons montrée, sous le premier rapport, être fort incomplète, Spurzheim divise le second ordre de sa classification, les facultés intellectuelles, en trois genres.

Le premier comprend les facultés sensitives, et, comme telles, il classe les cinq sens, « Parce que, dit-il, leur nature essentielle est de connaître et de transmettre des sensations. »

Le premier membre de la phrase est inexact, le second est vrai ; leur nature essentielle est bien de transmettre des sensations, mais non pas de connaître ; car ce ne sont pas les sens qui connaissent, mais bien les facultés qui les emploient, et dont ils ne sont que les instrumens.

Nous prouverons, je pense, dans le chapitre suivant, où nous traiterons des sens, ce que nous ne faisons qu'avancer ici, sans entrer dans plus de détails pour combattre, à cet égard, la classification de Spurzheim.

Spurzheim place dans le second genre du

deuxième ordre de sa classification les facultés intellectuelles, qu'il nomme perceptives, et il les divise en deux sous-genres, dont le premier comprend
l'*individualité*, la *configuration*, l'*étendue*, la *pesanteur* et *résistance*, le *coloris*, facultés qui, dit-
il, connaissent l'existence des objets et leurs qualités physiques ; définition trop vague et nécessairement fort incomplète. Dans le second sous-genre,
il place la *localité*, le *calcul*, l'*ordre*, l'*éventualité*,
le *temps*, la *mélodie* et le *langage ;* et il les dis-
tingue des précédentes parce que, dit-il, ces
facultés connaissent les relations des objets et leurs
phénomènes : cette définition est encore bien plus
vague que la précédente, et les facultés que comprend ce sous-genre n'ont point entre elles une
relation philosophique d'action qui justifie leur
classement.

Enfin Spurzheim termine sa classification par
le troisième genre des facultés intellectuelles,
qu'il nomme facultés réflectives, parce qu'elles
constituent ce qu'on appelle raisonnement, réflexion, ou esprit philosophique, enfin raison.

Ces facultés sont la *comparaison* et la *causalité*.

Malgré les reproches que nous venons d'adresser à cette classification, nous sommes loin de ne pas reconnaître l'immense service qu'elle a rendu à l'étude de la phrénologie; nous sommes loin surtout de ne pas professer notre admiration pour la profonde sagacité avec laquelle Spurzheim a su reconnaître et déterminer les facultés fondamentales de l'ame humaine.

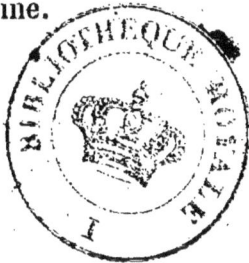

Seconde Partie.

EXPOSITION

DE LA

Nouvelle Classification des Facultés Cérébrales.

CHAPITRE PREMIER.

CONSIDÉRATIONS GÉNÉRALES SUR LES SENS EN GÉNÉRAL.

Nous venons de reprocher à Spurzheim d'avoir classé les sens au nombre des facultés cérébrales. Nous avons dit que les sens n'étaient pas des facultés, mais seulement des instrumens plus ou moins parfaits de nos facultés. Nous allons maintenant prouver ce que nous avons avancé; et par les considérations suivantes, aussi sommaires que le comporte cet opuscule, indiquer nos principales idées sur les sens en général.

On a jusqu'à présent, et assez généralement

mal défini ce qu'on entendait par un sens : je vais essayer d'arriver, à cet égard, à une définition plus exacte, en la cherchant dans la nature même des fonctions qui sont départies à ces organes.

La nature en donnant à l'homme des besoins, des sympathies et des idées ; en lui faisant pour centre de cette vie de relation un cerveau, dont, ainsi que nous le verrons dans le chapitre suivant, les principales parties sont constituées par les organes servant aux facultés qui doivent satisfaire ces besoins, contenter ces sympathies, ou développer ces idées ; la nature a dû donner aussi à l'homme des appareils organiques qui servissent de moyens intermédiaires entre son cerveau, centre de toutes facultés, et les objets extérieurs destinés à satisfaire l'activité de ces facultés. Elle l'a fait en organisant les sens, et leur donnant pour fonction d'établir les principales relations de notre individualité, de notre moi avec le monde extérieur.

De ces considérations ressort la définition des sens :

Un sens est donc l'instrument organique intermédiaire, destiné à établir les relations de nos facultés industrielles, sympathiques et intellectuelles, avec les objets du monde extérieur qui peuvent satisfaire l'activité de ces différentes facultés.

Il doit donc y avoir un ou plusieurs sens pour chacun de ces modes de manifestation de notre vie de relation. Et cela est en effet, comme nous allons le démontrer.

L'homme, avons-nous dit, éprouve des besoins qui, étant satisfaits, garantissent la conservation de son individu : comme ces besoins tiennent plus spécialement à sa nutrition, deux sens, l'odorat et le goût, ont été préposés à l'action de l'alimentation.

L'homme, comme membre d'une espèce, doit la perpétuer ; il éprouve, à cet effet, des sympathies de sexe, qui, étant satisfaites, garantissent la conservation de l'espèce. L'appareil sexuel est le sens que la nature a préposé aux actes de relations sympathiques de génération des espèces.

Enfin l'homme, comme individu ou comme espèce, devait pouvoir connaître au dehors de lui la nature au milieu de laquelle il est placé ; il devait avoir , pour satisfaire à ce genre de relations , des appareils dont l'action organique pût s'appliquer aux diverses propriétés des corps de la nature, afin de transmettre à nos facultés cérébrales la connaissance de ces propriétés. La nature a pourvu à l'accomplissement de ces relations intelligentes par les sens de la vue, de l'ouïe et du toucher.

En considérant l'homme de cette manière, on conçoit , bien mieux qu'on n'a pu le faire jusqu'à ce jour, la différence qui existe entre les trois modes de manifestation qui constituent, par leur activité, la vie animale.

Le premier mode de manifestation , ou la première de ces vies , la vie organique de besoin , est tout entière renfermée dans les deux grandes cavités qui constituent le tronc : la poitrine ou le centre du système circulataire et de respiration : l'abdomen ou le centre de l'appareil de digestion et de nutrition. Deux ouvertures supérieures, les fosses nasales et la bouche, et à chacune de ces ouvertures, un sens, l'odorat et le goût pour les guider quand elles donnent entrée à l'air et aux alimens. Deux ouvertures inférieures, pour donner passage aux résidus excrémentitiels de la substance qui a entretenu la vie par son assimilation partielle.

Le fait le plus saillant de cette vie est l'assimilation à notre corps de substances étrangères par le contact, et l'action immédiate intime de nos viscères de respiration et de digestion. Sa manifestation est l'accroissement et la santé.

La seconde, notre vie d'espèce, notre vie de sympathies par les manifestations de laquelle la nature a voulu perpétuer l'ouvrage de sa création, a pour instrument organique l'appareil générateur. Le fait saillant est le contact intime des deux appareils sexuels, d'où résulte la fécondation du germe féminin par la liqueur masculine. La manifestation de cette vie est l'accouchement et la philogéniture pour l'espèce humaine.

La troisième de ces vies, notre vie d'intelligence, a ses diverses facultés renfermées dans le front. Elle a pour instrumens la vue et l'ouïe, pour percevoir à distance le monde extérieur, et le toucher, pour l'explorer immédiatement. Le fait saillant de cette vie est l'action de notre individualité intelligente sur la nature, au milieu de laquelle nous sommes placés, soit immédiatement, soit médiatement. La manifestation est la parole et tous les actes extérieurs de puissance sur la nature.

Dans la première, de ces vies de relations, l'homme, par l'odorat et le goût, explore le monde extérieur pour se l'assimiler et se conserver ; il y a ici constamment nécessité, il y a fonction, et l'individu cesse d'exister aussitôt que cette vie ne s'exerce plus.

Dans la seconde, l'homme, par l'appareil générateur, agit sur les êtres de son espèce et du sexe différent pour se reproduire ; il y a ici, tout à la fois, fonction et faculté ; mais l'individu ne cesserait pas d'exister, l'espèce seulement cesserait si la faculté n'était pas exercée.

Dans la troisième, l'homme, par la vue, l'ouïe et le toucher, explore et agit sur le monde extérieur par son activité intellectuelle pour sa satisl'action et son perfectionnement; il n'y a ici que faculté, il peut, par conséquent, toujours y avoir libre volonté; l'individu peut vouloir ou ne pas vouloir exercer cette vie, sans que, pour cela, ni lui ni l'espèce cessent d'exister; il n'y a seulement pas alors perfectionnement, progrès.

Nous admettons ainsi six sens, et nous rangeons l'appareil sexuel au nombre des sens, par les raisons que nous venons d'indiquer. Jusqu'à présent, et si l'on ne consent pas à classer cet organe au nombre des sens, nous ne voyons pas ce qu'on a fait de l'appareil générateur dans la physiologie philosophique; nous ne voyons pas non plus ce que l'on peut en faire, si ce n'est un sens.

Des considérations qui précèdent et de la division que nous venons d'établir entre les sens, ressort immédiatement leur importance réciproque et l'ordre des relations auxquelles chacun d'eux est destiné.

Les trois premiers : l'odorat, le goût et l'appareil sexuel, sont plus spécialement sens instinctifs.

Les trois derniers : la vue, l'ouïe et le toucher sont plus particulièrement sens intelligens.

Les uns sont plus spécialement les instrumens de relations de nos fonctions.

Les autres sont très-décidément les instrumens de relations de nos facultés.

Ceux-ci, étant plus spécialement instinctifs, échappent davantage à l'action de la volonté.

Ceux-là, s'exerçant toujours avec intelligence, et la plupart du temps avec conscience, sont plus particulièrement soumis à l'empire de la volonté.

Voilà pourquoi ces derniers fournissent une foule d'idées, tandis que les autres en donnent fort peu.

L'odorat, le goût, l'appareil sexuel sont plus spécialement les instrumens avec lesquels nous exerçons nos passions naturelles[1]; ainsi nous som-

---

[1] Je dis passions naturelles, pour les distinguer des autres passions que j'appellerai intellectuelles ou sociales, et qu'on a tort de ne pas distinguer ainsi, soit en morale, soit en législation. On conçoit les premières existant chez tout homme dans quelque condition qu'il soit placé, chez le sauvage comme chez l'homme civilisé; ce sont les passions les plus fortes et les plus générales, tandis que les autres passions,

mes gourmands, ivrognes, libertins; tandis que l'on ne conçoit pas de passions s'exerçant par la vue, l'ouïe et le toucher.

Les uns sont sens de volupté charnelle; les autres, sens de perfectibilité intellectuelle.

L'action normale des premiers tient à l'intégrité de nos fonctions viscérales.

L'action normale des seconds tient à l'intégrité des organes cérébraux.

---

que je nomme intellectuelles, ne peuvent s'exercer que dans certaines conditions de sociabilité, de civilisation, telles que le jeu, par exemple.

Par les premières, l'homme ne fait abus que de lui-même, ne nuit qu'à lui-même.

Par les secondes, il nuit toujours à autrui, il fait abus envers la société.

Dans le premier cas, l'homme fait mal.

Dans le second, il commet un délit ou un crime.

Il y a mal toutes les fois que l'homme se nuit à lui-même.

Il y a délit toutes les fois que l'homme nuit aux choses ou aux conventions reconnues nécessaires à la société.

Il y a crime toutes les fois que l'homme nuit directement aux personnes de la société.

Ces définitions me semblent plus simples, plus naturelles, et partant plus philosophiques que celles qu'on a proposées jusqu'à ce jour.

Les aberrations de l'odorat et du goût correspondent presque toujours à une altération profonde
des fonctions de nutrition, et par conséquent de
la santé générale organique. Tandis qu'un homme
peut être aveugle et sourd, et cependant conserver
la plus belle santé organique.

Les enfans qui naissent aveugles ou sourds vivent
très-bien ; seulement ils ont des relations intellectuelles plus bornées que les autres. Je ne crois
pas qu'il y ait un exemple d'un enfant venu au
monde sans le goût, et surtout qui ait pu vivre
privé de ce sens.

Par cette manière d'envisager les sens, on peut
apprécier tout d'abord la valeur des différentes opinions soutenues à leur égard.

Beaucoup de métaphysiciens soutiennent encore
l'opinion émise par Aristote, qu'il n'y a rien dans
l'intelligence qui n'y soit entré par les sens. Si ce
principe était vrai, l'homme et les animaux, ainsi
que l'observe Spurzheim, seraient constamment
le jouet des objets et des circonstances extérieures
et versatiles ; et l'on ne saurait admettre d'autre

mesure de l'intelligence que celle de la perfection plus ou moins grande des organes des sens. Ainsi, un peintre devrait être apprécié d'après la beauté de ses yeux ; un musicien, d'après la finesse de son ouïe : et il y a plusieurs philosophes qui ont soutenu de pareilles assertions, aussi absurdes et aussi fausses ; absurdes, car elles sont anti-logiques ; fausses, car on a une foule d'exemples du contraire.

On avait déjà embarrassé les métaphysiciens dont nous combattons l'opinion, en leur disant que, si tout ce qui est dans notre intelligence a dû d'abord passer par les sens, plusieurs animaux qui ont des sens plus actifs que les nôtres devraient nous être supérieurs en intelligence. Ils ont alors soutenu une autre opinion également fausse ; ils ont dit que le point important pour la justesse des sensations, et par conséquent, selon eux, des idées, était, non pas la perfection d'un sens en particulier, mais l'harmonie de tous ; et que c'était en raison de cette parfaite harmonie que nous possédions plus que tous les autres animaux, que nous avions sur eux un immense avantage. Mais cela est encore inexact, car chaque jour l'homme cherche et invente des instrumens propres à augmenter l'action de ses sens ; et tous ces instrumens, qui s'appliquent à un sens pour en multiplier la force, détruisent par cela même son action harmonique avec les autres. Nous devrions donc, d'après ces opinions, nous former des idées moins exactes des corps que nous examinons par le microscope ou le télescope.

D'autres métaphysiciens ont cru devoir soutenir une opinion directement contraire ; ils ont dit que l'intelligence humaine agissait librement et indépendamment de toute organisation : de cette manière, il faudrait admettre que nous pouvons voir sans yeux et entendre sans oreilles ; et ne rechercher le principe de toutes les actions des animaux et des hommes, que dans leur nature intérieure et innée ; il faudrait n'avoir égard ni aux influences extérieures, ni aux institutions sociales, ni à l'éducation ; ce qui est en contradiction manifeste avec ce que l'on sait de tous les individus et de tous les temps.

Les philosophes qui se sont le plus rapprochés de la vérité, sans cependant y atteindre complétement, sont ceux qui ont admis une source intérieure et une extérieure de nos sensations et de nos connaissances, et qui ont soumis plus ou moins l'une et l'autre aux lois de l'organisation : reconnaissant ainsi que l'homme intérieur est doué de plusieurs facultés, et que les sens ne font que procurer les matériaux que l'esprit travaille.

§ Ier. — Des sens industriels, ou sens de conservation de l'individu, de l'odorat et du goût.

Si maintenant nous voulons examiner quelles sont les idées fournies par les sens de conservation de l'individu, l'odorat et le goût que nous nommons sens industriels, et que Spurzheim appelait sens des brutes, nous verrons que ces sens fournissent fort peu d'idées, et que, pour le petit nombre qu'ils procurent, c'est toujours indirectement, et seulement en relation avec nos besoins de conservation comme individus.

L'odorat n'est, à proprement parler, qu'un sens adjuvant du goût. Les différens corps de la nature qui doivent fournir à notre alimentation se distinguent surtout à cet égard par leurs propriétés sapides ou odorantes. Comme le goût ne saurait s'exercer que par une certaine assimilation ou l'introduction du corps dans la bouche, et que certains corps ne pourraient pas sans inconvéniens être ainsi dégustés par l'animal, la nature a pourvu dans ce cas son instinct de conservation de l'organe de l'odorat qui lui fait reconnaître à distance, et sans qu'il y ait besoin d'une assimilation dangereuse, les substances qui pourraient lui être nuisibles, et apprécier également celles qui peuvent lui être utiles. C'est dans ce sens que l'on doit entendre cette jolie expression d'un éloquent physiologiste, « l'odorat est la sentinelle du goût. »

On sait que les cétacés n'ont pas le nerf olfactif proprement dit; ils n'ont par conséquent pas d'odorat. On conçoit, d'après ce que nous venons de dire, que l'organe du goût puisse exister chez eux exclusivement.

Quelques physiologistes ont nié le sens du goût chez les poissons; mais je n'ai pas vu que les preuves qu'ils apportaient à l'appui de cette opinion fussent concluantes. M. Duméril, qui soutient cette opinion, se fonde sur ce qu'ils n'ont pas le nerf hypoglosse; mais ce nerf ne sert qu'aux mouvemens de la langue et non pas au goût; et l'on sait que les branches de la cinquième paire se ramifient dans les différentes papilles de la langue des poissons.

On a nié aussi le goût chez quelques oiseaux; mais les expériences, à cet égard, ne laissent aucun doute sur l'erreur de cette assertion.

Le goût est le sens le plus général avec le toucher; et il existe chez tous les animaux qui prennent leur nourriture avec conscience. C'est le sens aussi qui avec le tact agit le premier chez les animaux.

Tous les anatomistes savent que la cinquième paire de nerfs, dont plusieurs branches importantes s'épanouissent dans les papilles du palais, du pharynx et de la langue, est la mieux développée chez les enfans nouveaux-nés. Elle à dès le premier jour de la naissance la plus grande activité, et les filamens nerveux y sont déjà parfaitement distincts, tandis que la plupart des autres nerfs cérébraux sont encore mous et pulpeux.

La nature a dû vouloir perfectionner hâtivement l'organisation du sens le plus indispensable à l'alimentation, et par conséquent à la conservation des individus qu'elle créait.

Cet organe du goût est également le dernier qui perde son activité. On sait combien en général les vieillards attachent de prix aux mets succulens, lorsque, par suite de l'émoussement des autres sens, ils deviennent indifférens aux autres sensations.

Nous ne voulons pas entrer ici dans de plus grands détails à l'occasion de ces sens; notre but est seulement de faire sentir la vérité de la classification que nous avons adoptée; les considérations qui vont suivre, jointes à ce qui précède, suffiront, je crois, à cet effet.

Nous avons dit qu'ils étaient les sens de volupté charnelle. Le goût, en effet, donne aux animaux les jouissances les plus prolongées et les plus intimes ; quelques-uns même passent presque tout le temps de leur veille à manger et à ruminer. L'odorat chez les animaux qui vivent solitaires les conduit vers une compagne pendant le temps de leurs amours.

Ces sens fournissent fort peu d'idées, parce que les facultés qui les emploient sont purement instinctives et non point intellectuelles ; et le petit nombre d'idées qu'on pourrait leur attribuer ne vient point de l'action directe des facultés qu'elles servent par les sensations qu'elles leur procurent, mais de l'action surajoutée des facultés intellectuelles qui réfléchissent sur elles et règlent leurs actions.

On doit bien comprendre que ce n'est pas le sens qui donne l'idée du besoin ; c'est le besoin qui fait agir le sens ; mais le sens peut alors réagir sur l'organe et augmenter son activité : voilà son influence.

Ainsi l'appétit de l'estomac ne sera pas déterminé

par les excitations du goût et de l'odorat; mais cet appétit existant, l'excitation agréable de l'odorat et du goût l'augmenteront.

L'on sait combien le parfum des mets succulens nous plaît quand nous nous mettons à table, et combien cette même sensation nous devient désagréable lorsque nous avons assez mangé.

L'activité de ces sens étant plus particulièrement instinctive, leur action peut être continuée pendant fort long-temps, peut être même presque constante sans lassitude. On en a la preuve dans l'habitude si généralement répandue de porter des parfums, de prendre du tabac, de fumer, de mâcher du tabac ou de sucer du bétel. Tandis que l'action des autres sens étant intellectuelle, exige une attention soutenue, et ne peut pas être continuée aussi long-temps sans lassitude.

§ II. — Du sens sympathique. — De l'appareil sexuel.

Nous avons rangé l'appareil sexuel au nombre des sens, et nous rappelons que c'est parce que cet appareil ne saurait, en physiologie philosophique, être considéré que comme l'instrument organique de nos sympathies de sexe, et, qu'à ce titre, il doit être placé au nombre des sens.

Cet appareil a encore bien d'autres ressemblances avec les sens. Les considérations générales qui vont suivre, jointes à celles que nous avons déjà établies au commencement de ce chapitre, suf-firont, je crois, pour établir la vérité de mon opinion.

D'abord, cet appareil est, comme les autres sens, pair et symétrique ou régulier; une partie, chez l'homme comme chez la femme, est placée sur la ligne médiane; l'autre sur les deux côtés de cette ligne , d'une manière symétrique ou régulière

Il y a chez l'homme deux glandes symétriques , destinées à sécréter la liqueur séminale , deux réservoirs destinés à la concentrer et à la conserver, deux canaux pour l'excréter lorsque l'appareil entre en fonction ; enfin , un organe spécial destiné aux rapports immédiats avec l'organe de l'autre sexe.

Chez la femme , il y a également deux glandes symétriques destinées à élaborer et contenir le germe ; deux canaux destinés à conduire ce germe , lorsque l'appareil entre en fonction, dans l'organe spécial qui le reçoit et le contient , pour le développer après qu'il a été fécondé ; enfin , comme chez l'homme , un organe spécialement destiné aux rapports immédiats avec l'organe du sexe correspondant.

Mais la nature ayant plus spécialement dévolu à la femme le soin de la conservation du fruit de ses sympathies, pendant la première période de l'existence du nouveau-né , a donné à la mère deux glandes destinées à sécréter pour l'enfant le lait qui est nécessaire à sa vie, jusqu'à ce qu'il ait pris assez de développement pour pouvoir s'assimiler directement, par la digestion, les substances extérieures qui doivent ensuite servir à sa nourriture.

L'action de l'appareil générateur est déterminée par l'excitation de l'organe cérébral de l'amour sexuel, qui est constitué par le cervelet tout entier; et qui préside aux facultés qui ont pour but la conservation des espèces. Cette sympathie est prouvée d'une manière irrécusable par une foule d'observations et d'expériences faites sur les animaux et l'homme.

L'opération de la castration diminue sans doute beaucoup l'action du cervelet; mais ne la détruit pas complétement, puisque l'on sait que les castrats ont des désirs, qu'on ne saurait alors rapporter à l'excitation produite par la liqueur séminale, puisqu'ils n'ont plus les glandes qui l'élaborent.

Les femmes hystériques, et celles atteintes de nymphomanie, ont presque constamment des symptômes de surexcitation cérébrale; et cela est si vrai, que presque tous les auteurs ont rangé en nosographie ces affections au nombre des maladies nerveuses, et cela sans se douter de la cause ou du moins de l'altération organique qui déterminait ces symptômes [1].

Dans un très-grand nombre de cas, j'ai remarqué que les femmes folles par amour, et il y en a beaucoup, avaient généralement un très-grand élargissement de la nuque, ou du moins un développement du cervelet qui n'était point en rapport avec le reste de leur organisation cérébrale.

Ce que nous avons dit plus haut, à l'occasion des idées fournies par les sens industriels, se rapporte parfaitement au sens sympathique, nous ne reviendrons pas sur ces diverses considérations.

---

[1] La pathologie vient également confirmer l'opinion que nous avançons ici ; car le fait est que, dans des cas graves d'hystérie et de nymphomanie, l'application d'une ventouse largement scarifiée à la nuque, et ensuite de topiques camphrés sur cette partie, m'ont constamment réussi pour calmer les symptômes.

§ III. — Des sens intellectuels, de la vue, de l'ouïe, du toucher.

Toutes les opinions émises jusqu'à ce jour sur les sens en général se rapportent plus particulièrement aux trois sens que nous nommons intellectuels : la vue, l'ouie, le toucher. Notre but n'est point d'entrer dans tous les détails que nécessiterait la discussion approfondie des différentes opinions des philosophes et des physiologistes sur les sens et les sensations; cela dépasserait de beaucoup les proportions de cet opuscule. Nous allons seulement présenter à cet égard les considérations suivantes qui nous sont personnelles, et l'on verra en quoi elles diffèrent de celles qui ont été assez généralement adoptées jusqu'à présent.

Il est nécessaire d'abord de classer les facultés intellectuelles ainsi que nous allons le faire, pour bien comprendre l'action des sens à leur égard.

Ainsi nous établissons :

1º Qu'il y a certaines facultés intellectuelles qui ne sauraient s'exercer que par l'action directe des sens ;

2º Il y en a d'autres qui s'exercent par l'action indirecte des sens, sans avoir besoin de leur secours immédiat ;

3º Enfin, il y a des facultés intellectuelles dont l'action toute réflective s'exerce sur les autres facultés d'une manière indépendante des sens.

Les développemens qui vont suivre établiront, je crois, la vérité de cette division.

On conçoit que, dans le premier cas, l'action directe des sens étant absolument nécessaire, ceux-ci doivent avoir une grande influence sur la nature des idées fournies par la sensation ; et qu'alors, si le sens manque ou est imparfait, la faculté, quoique existant, ne pourra pas s'exercer, ou le fera d'une manière incomplète. Cela est vrai pour les facultés de la configuration, du coloris, de l'ordre, etc., etc., si la vue est imparfaite ou n'existe pas du tout. On sait très-bien qu'un aveugle ne peut pas juger des couleurs, et qu'un aveugle-né ne saurait s'en faire aucune idée; mais, dans les deux cas, ils pourront acquérir quelques idées de la configuration des corps par le toucher, qui, dans ce cas, suppléera la vue. C'est dans ce sens qu'il faut comprendre l'opinion des philosophes, qui disent que les sens se rectifient l'un l'autre, et non pas dans celui qu'ils l'ont exprimé. Ceci ne veut point dire non plus, ainsi qu'ils l'ont avancé, que les idées viennent exclusivement par les sens, mais seulement que, pour certaines idées, l'action directe des sens est absolument nécessaire.

C'est le cas d'un ouvrier chargé de faire un ouvrage : s'il est lui-même un bon ouvrier et que les instrumens dont il dispose soient bons, l'ouvrage sera bien fait. Il saura encore accomplir son ouvrage s'il n'a que de mauvais instrumens, parcequ'il y suppléera par ses facultés. De même il poura avec un seul ou deux instruments faire le même ouvrage, pour la facilité duquel, il faudrait quatre ou cinq instrumens, parcequ'il les suppléera l'un par l'autre. Mais si l'ouvrier (c'est-à-dire la faculté

9

cérébrale) est mauvais, il aura beau avoir de bons instrumens, il ne fera qu'imparfaitement sa besogne.

Ainsi un homme qui n'aura pas la faculté du coloris développée, pourra bien avoir de très-bons yeux, mais jugera mal des couleurs. Ainsi encore, celui qui aura l'organe des tons imparfait, et qui sera doué de l'ouïe la plus fine, entendra bien les sons les plus imperceptibles, mais ne jugera pas des sons, ne comprendra pas l'harmonie, la mélodie, la musique enfin. Il ne la comprendra pas non plus, sans doute, s'il est né sourd, quoiqu'il ait l'organe des tons très-développé, parce que, dans ce cas, la faculté ne pouvant pas s'exercer restera stérile. De même que le meilleur ouvrier privé de l'instrument le plus indispensable, restera sans accomplir aucun ouvrage.

Nous avons dit qu'il y avait des facultés intellectuelles, qui s'exerçaient sans avoir besoin du secours immédiat des sens. On peut consulter à cet égard le tableau synoptique de la nouvelle classification que nous présentons dans cet opuscule.

Nous nommons ces facultés, facultés intellectuelles d'observation ; elles sont au nombre de six ; l'*individualité*, l'*esprit d'observation* proprement dit, la faculté que nous avons de mesurer le *temps*, l'*esprit de saillie*, l'*esprit d'imitation* et l'*idéalité*.

On conçoit que toutes ces facultés qui se rapportent à des actes spéciaux de notre intelligence peuvent s'exercer indépendamment de l'action immédiate des sens. Ainsi un sourd-muet aveugle-né aura cependant le sentiment de son individualité, de son moi. Dira-t-on que dans ce cas il n'acquerra cette idée que par le toucher qui lui reste ? mais on serait dans l'erreur ; le toucher lui donnera bien quelques idées sur les formes extérieures des corps, leur étendue, leur pesanteur, leur unité, leur température, etc. etc. ; mais ne lui donnera pas directement l'idée de son individualité, idée qui sera chez lui antérieure à l'exercice que ses facultés pourront faire du sens du toucher. Répétons-le encore ; ici, comme dans les autres cas, ce n'est pas le sens qui donne la faculté, c'est la faculté qui exerce le sens, et qui peut bien se développer elle-même par cet exercice, mais qui existe indépendamment de lui.

Ici, ces facultés que nous nommons d'observation, peuvent être comparées à des ouvriers qui sont chargés de faire un tout, une œuvre des différentes pièces de rapport, que les premiers ouvriers (c'est-à-dire les facultés intellectuelles sensitives) ont fournies par l'action directe des sens.

Enfin nous avons dit qu'il y avait un troisième ordre de facultés intellectuelles dont l'action toute réflective s'exerçait d'un manière indépendante des sens. Cela est vrai, car leur action s'exerce plus particulièrement sur l'ensemble des actes de nos diverses facultés elles-mêmes que sur le monde extérieur.

C'est ce qui avait fait confondre à Gall ces facultés de raisonnement sous le nom d'organe de la métaphysique.

Ces facultés, que Spurzheim a bien mieux conçues, sont la *comparaison* et la *causalité*, et constituent par leur activité réflective le raisonnement philosophique.

Ici, pour continuer notre comparaison, c'est le chef d'atelier, le maître qui examine et juge le travail de ces différens ouvriers sans avoir égard aux divers instrumens dont ils ont pu ou dû se servir pour l'exécuter.

Si maintenant nous voulons examiner les différentes hypothèses que les philosophes ont soutenues à l'égard des sens, ce que nous venons d'établir nous facilitera beaucoup cette appréciation.

On a dit d'abord, les organes des sens étant doubles, et par conséquent les impressions étant doubles, comment se fait-il que la conscience de la sensation soit simple?

Buffon soutient que nous voyons d'abord tous les objets doubles, parce que, dit-il, il se forme une image dans chaque œil, et que ce n'est que par le toucher que nous rectifions cette erreur.

Il cite à l'appui de cette opinion une expérience dans laquelle nous voyons tantôt simple et tantôt double, expérience qui, du reste, ne prouve rien ni pour ni contre. On cite encore, pour soutenir cette assertion de Buffon, l'aveugle-né de Cheselden;

mais rien dans cette observation ne prouve qu'il voyait les objets doubles ; et je ne sais en vertu de quoi elle est citée dans cette occasion.

J'ai opéré moi-même plusieurs aveugles de naissance, entre autres un jeune enfant très-intelligent ; et, préoccupé de cette opinion, j'ai fait à son égard toutes les observations possibles, je l'ai interrogé de toutes les manières, et je n'ai pu en aucune circonstance m'apercevoir qu'il voyait les objets doubles, et qu'il fût obligé de rectifier cette erreur par le toucher.

Les animaux mêmes chez lesquels la brièveté de leur existence ou le défaut du toucher, proprement dit, ne permet pas sa prétendue correction, ne donnent nullement lieu de soupçonner que jamais ils voient double, et par conséquent se trompent sur le nombre des objets.

Il est bien positif que ce n'est pas le toucher qui cause la vision simple.

La vision simple ne dépend pas non plus de ce que les places correspondantes de la rétine sont en semble affectées, comme quelques-uns l'ont avancé ;

car elles ne le sont de la sorte que quand nous regardons en face, et non point quand nous regardons de côté. Nous devrions alors voir double quand nous regardons de côté, ce qui n'est pas.

Elle ne saurait non plus dépendre, comme le prétendent certains auteurs, de ce que la plupart des hommes ayant les yeux inégaux, nous n'apercevons que l'impression de l'œil le plus fort ; puisque cependant ces mêmes personnes voient mieux avec les deux yeux qu'avec un seul. Ce n'est donc pas encore cela.

Cette unité de perception ne tient pas davantage à l'entrecroisement des nerfs optiques, comme le pense M. Ackermann ; car avec les deux oreilles nous n'entendons qu'un son, et il n'y a pas d'entrecroisement des nerfs acoustiques.

Gall a cherché une autre explication de ce phénomène, dans les deux états d'action des sens dont l'un est appelé actif et l'autre passif. Gall, sans du reste donner la raison de ces deux états qu'il admet, dit que passivement nous voyons avec les deux yeux et entendons avec les deux oreilles ;

mais qu'activement, nous n'écoutons qu'avec une oreille, et nous ne regardons attentivement qu'avec un œil. Spurzheim, qui adopte cette explication de Gall, s'efforce de la soutenir à l'aide d'une expérience qui n'est pas du tout concluante et que l'on peut retourner contre lui.

Il discute ensuite l'opinion de Le Cat, qui, dans son *Traité des Sensations,* croit que les yeux alternent dans leur action active. Il cite l'opinion de Borelli, qui prétend que l'œil gauche est le plus fort et voit plus distinctement que le droit, ce qui était très-probablement le cas pour Borelli, mais ce qui n'est point du tout général.

Pour lui, Spurzheim, il pense que, lorsque rien ne s'y oppose, nous regardons avec l'œil droit.

Ceci est véritablement une discussion oiseuse. En effet chacun comprend ce qui est fort simple et ce qu'il ne fallait pas compliquer ; c'est que : quand nous avons les yeux égaux, et que l'objet que nous voulons voir se trouve placé sur le côté, nous regardons plus particulièrement avec l'œil qui est placé dans la direction de l'objet sur lequel se porte l'activité de notre faculté cérébrale. Quand ils sont inégaux, nous regardons avec notre bon œil, parce qu'alors la faculté obtient plus vite et mieux l'opération qu'elle veut accomplir. Dans le premier cas, c'est l'ouvrier qui se sert de l'instrument qu'il a le plus immédiatement sous la main; dans le second, il prend son meilleur outil, voilà tout. Enfin, lorsque l'objet est en face de nous, nous regardons avec les deux yeux, qu'ils soient égaux ou inégaux, parce que, dans les deux cas, nous voyons mieux avec les deux qu'avec un seul.

Spurzheim hasarde encore, à l'occasion de l'unité de perception de nos sensations, une explication fondée sur les commissures des parties doubles. Peut-être, dit-il, les impressions des deux organes sont-elles combinées par cet arrangement organique; mais il observe plus bas, fort judicieusement, que les commissures des parties congénères n'expliquent pas l'unité du *moi*, ou la connaissance simple des diverses impressions qu'on reçoit en même temps à l'aide des différens sens.

Je vais maintenant exposer ma pensée au sujet de cette question, et chercher, sinon à la résoudre du moins à l'éclaircir.

Les facultés de notre vie animale de relation, quelles qu'elles soient, ne sauraient et ne pourraient être continuellement à l'état actif; c'est-à-dire, en action avec conscience, attention intelligente. Les organes mêmes de notre vie animale organique ou automatique ont tous dans leurs fonctions une action intermittente. Il fallait donc que les organes de la vie de relation qui sont surtout soumis à l'influence de la volonté, dussent pouvoir être passifs ou actifs suivant l'influence de cette volonté; c'est-à-dire, suivant que leur fonction s'exerçait sur le monde extérieur sans la participation active du cerveau, ou sous l'influence de son activité intelligente, de sa volonté.

Ces deux états d'activité et de passivité des sens ont été indiqués par Gall, et admis depuis lui par plusieurs physiologistes, sans qu'aucun d'eux, pas plus que Gall, ait cherché à les expliquer.

Il me paraît résulter d'un assez grand nombre

d'expériences, qu'on pourrait avec raison admettre à cet égard l'explication suivante, d'après l'influence organique.

Nous verrons bientôt dans les considérations anatomiques qui composeront le chapitre suivant, qu'on doit admettre plusieurs sortes de nerfs cérébraux, et que chacune a une organisation différente et des fonctions diverses.

Les nerfs des sens proprement dits, c'est-à-dire les nerfs de communication des sensations, l'optique, l'acoustique, l'olfactif, etc., sont des nerfs insensibles, ainsi que l'ont prouvé depuis longtemps les belles expériences de M. Magendie. On peut les couper, piquer, dilacérer sans que ces mutilations procurent de la douleur; ce sont, pour moi, les nerfs passifs des sens, c'est-à-dire, ceux qui transmettent l'impression de l'organe du sens au cerveau, sans s'inquiéter si dans ce moment le cerveau est ou n'est pas en disposition de recevoir cette sensation avec conscience d'agir sur elle pour la combiner, avec volonté intelligente.

Le nerf des relations sensitives, le nerf que les

anatomistes désignent sous le nom de portion
dure de la cinquième paire, qui est sans contredit
le nerf cérébral le plus important, celui qui joue
le plus grand rôle dans notre vie de relation, qui
fournit des branches importantes au goût, à l'o-
dorat, à l'ouïe et surtout à la vue, celui sans lequel l'action de nos divers sens cesserait, celui-là
est pour moi le nerf actif des sens, le nerf des relations sensitives intelligentes.

Quand le sens reçoit et transmet l'impression
sans que le cerveau l'ait sollicitée et réfléchisse sur
elle, le nerf de communication, le nerf propre du
sens agit seul ; alors nous entendons, nous voyons,
nous sentons, nous goûtons, nous touchons. Le
nerf de la cinquième paire reste inactif, car il n'a-
git, lui, que sous l'influence de la volonté du cerveau.

Quand, au contraire, c'est le cerveau qui détermine, qui sollicite l'action sensitive, qui se sert,
en un mot, du sens comme instrument, le nerf
de la cinquième paire agit alors sur le sens, placé
ainsi à l'état actif correspondant à celui du cer-

veau ; dans ce cas, nous écoutons, nous regardons, nous flairons, nous dégustons, nous palpons ; c'est-à-dire que chacune des opérations du sens sur le monde extérieur est transmise et reçue par le cerveau, qui réfléchit sur elle avec activité intelligente, conscience.

Voilà, je crois, l'explication la plus rationnelle de la différence des états actif et passif des sens, différence que notre langue exprime admirablement, et que chacun sent très-bien.

Mais, dans l'un comme dans l'autre cas, lors même que nous employons les deux yeux, nous ne voyons pas double pour cela, comme le prétendait Buffon, nous voyons seulement mieux. La faculté ayant deux instrumens se sert de tous les deux à la fois pour mieux faire sa besogne ; de la même manière que nous employons deux bougies pour avoir plus de clarté, sans cependant que pour cela nous voyions les objets doubles parce qu'ils sont éclairés par deux lumières.

La conscience des sensations est simple, parce qu'elle résulte non pas de l'impression produite sur le sens, mais de l'action de la faculté cérébrale sur l'objet lui-même par l'intermédiaire du sens, qui n'est que l'instrument de la faculté. Or, il est indifférent que la faculté se serve pour son exploration d'un, de deux, et même de plusieurs sens : la perception sera toujours simple et unitaire lorsqu'elle ne résultera que d'un seul objet ; elle sera complexe ou composée si elle résulte de l'action de la faculté sur plusieurs objets à la fois ; mais elle ne sera jamais double, car nous ne pouvons pas en même temps percevoir le même objet de deux manières ; et l'activité intelligente du cerveau combine, par une seule opération, deux sensations identiques.

Nous ajouterons encore une dernière considération bien simple, et dirons que si la nature a fait les organes de nos sens doubles, c'est que, comme ils devaient être continuellement en rapports plus ou moins immédiats avec le monde extérieur, et par conséquent exposés à l'action destructive de ses agens, elle a voulu, en bonne mère, que nous puissions en perdre un sans pour cela que nos relations qui y correspondent fussent complétement abolies. Elle nous a donné deux instrumens, parce qu'elle a prévu qu'un des deux pouvait se briser.

Les auteurs parlent beaucoup aussi de la rectification des sens l'un par l'autre. Ainsi, disent-ils, le toucher corrige les erreurs de la vue. Les sens ne se rectifient pas l'un par l'autre de la manière dont on l'a prétendu : seulement une faculté cérébrale peut, n'étant pas satisfaite de la connaissance d'une propriété des corps fournie par un sens, chercher à perfectionner cette connaissance en employant un autre sens ; mais alors c'est seulement une sensation surajoutée et non pas une rectification.

Ainsi, par exemple, si nous regardons une allée d'arbres d'une certaine longueur, (pour prendre un des exemples choisis par les auteurs qui ont parlé de ces illusions d'optique), la vue seule nous fournira les idées de la configuration de cette allée et des arbres qui la composent, de leur localité, c'est-à-dire de la place qu'ils occupent relativement aux objets qui les avoisinent, de leur couleur et de l'ordre dans lequel ils sont placés; mais toutes ces différentes sensations n'empêcheront pas que nous ne voyions ces arbres, à mesure de leur éloignement, successivement plus rapprochés les uns des autres quoiqu'ils ne le soient pas en effet. C'est la nature de la vision perspective. La vue ne nous fournit pas des idées exactes d'étendue; la faculté qui correspond à ces idées se sert plus particulièrement du toucher, et c'est dans ce sens qu'on doit entendre que le toucher surajouté à la vue rectifie les erreurs de celle-ci.

Ainsi encore nous voyons courbe un bâton plongé dans l'eau; mais nous avons beau nous apercevoir par le toucher que le bâton est droit, cependant nous ne cessons pas pour cela de le voir courbe: car notre œil n'est point conformé pour exercer sa fonction dans un milieu aussi dense que l'eau.

Le toucher ne rectifie donc pas la vue dans le sens que l'ont exprimé les auteurs; le toucher aide les facultés qui s'exercent par la vue. Ainsi, quand un ouvrier se sert de tous ses instrumens pour faire son ouvrage, on ne dira pas que ce sont les instrumens qui s'aident et se rectifient les uns par les autres ; ils aident seulement l'ouvrier à perfec tionner son travail.

La faculté de chaque sens s'exerce donc d'une manière indépendante des autres sens.

La plupart des auteurs ont rapporté un grand nombre d'observations très-curieuses sur la précision et le développement que l'exercice peut donner à l'action des sens. Ces observations se rapportent plus généralement à des personnes qui étaient privées d'un sens, et les explications qu'on en a données sont en général inexactes.

Le Cat cite un sculpteur, Ganibasius, de Volterre, qui, quoique aveugle, tâtait les visages, et les modelait ensuite en argile.

L'aveugle Saunderson, en parcourant des mains une suite de médailles, distinguait les vraies d'avec les fausses, quoique ces dernières fussent assez bien imitées pour tromper quelqu'un qui aurait eu de bons yeux, et il jugeait de l'exactitude d'un instru-

10

ment de mathématique en faisant passer l'extrémité de ses doigts sur les divisions.

Le Cat, dans ses *Observations physiques*, parle, entre autres, d'une marchande de modes d'Amiens qui comprenait tout ce qu'on lui disait en regardant seulement le mouvement des lèvres, et pouvait de la sorte lier des conversations. Elle s'apercevait aussitôt si on lui parlait une langue étrangère.

Spurzheim dit avoir fait la même observation sur plusieurs sourds-muets, à Berlin.

L'ouïe est également susceptible d'acquérir un haut degré de perfection, et les auteurs citent à cet égard un assez grand nombre d'observations.

Il en est de même de l'odorat et du goût, qui peuvent aussi être perfectionnés comme les autres sens. Un exercice convenable les fortifie ; des odeurs trop pénétrantes nuisent à l'odorat comme des mets trop épicés au goût. D'un autre côté, les gourmands savent fort bien qu'il est nécessaire de réitérer l'usage de certains mets avant d'éprouver tout le plaisir que peut donner leur saveur particulière.

Nous ne citerons pas davantage de ces observations des auteurs, qui sont en très-grand nombre, chacun a d'ailleurs par lui-même fait plus d'une remarque semblable, et il serait inutile de nous y arrêter plus long-temps; car nous voulons ici moins constater le fait que l'expliquer physiologiquement.

Dans toutes ces observations faites sur la perfection d'un des sens à l'occasion de la perte de l'un d'eux, il est facile de comprendre qu'alors la faculté ayant moins d'instrumens exécute plus de choses avec un seul : elle est obligée, par exemple, de demander au toucher une partie des idées qu'elle recevait par la vue; à la vue, des impressions qui lui fassent saisir dans le mouvement des lèvres la parole, pour laquelle nous nous en rapportons uniquement à l'ouïe, etc., etc. C'est dans ce sens qu'il faut comprendre toutes les merveilles que racontent les auteurs (sans chercher à les expliquer) sur la perfection des autres sens chez une personne privée de l'un d'eux. Ici, c'est l'ouvrier qui exécute avec un instrument les mêmes choses pour lesquelles on est habitué à le voir se servir d'un autre.

Dans les autres cas, lorsque tous les sens existent chez le même individu, la perfection extraordinaire de l'un d'eux tient certainement d'abord à l'excellence de l'organe lui-même, mais aussi à la faculté cérébrale, sous l'influence de laquelle il agit. Ainsi, quand un musicien dirige tout un orchestre, et est impressionné par la moindre fausse note que peut produire un des cinquante instrumens qui constituent par leur harmonie son concert, ce sera alors bien plus au grand développement des facultés des tons et du temps qu'il faudra attribuer cette perfection qu'à l'oreille elle-même.

Une dernière considération qui prouve que les sens ne sont que les instrumens avec lesquels nos facultés cérébrales explorent le monde extérieur, et que chaque sens ne fait que recevoir les impressions qui lui sont adaptées, c'est que les sens, et Spurzheim l'avait fort bien observé, ne sauraient eux-mêmes produire leurs jouissances. Ainsi les animaux et les idiots sont doués du goût, mais n'imaginent pas de faire la cuisine pour procurer à ce sens toute la jouissance dont il est susceptible. Ils ont l'odorat, mais ne savent pas distiller des parfums. Ils ont l'ouïe, et ne conçoivent pas la mélodie, etc., etc.

L'homme intelligent seul sait se procurer ces jouissances, et il le fait par l'emploi intelligent de ses facultés cérébrales.

CHAPITRE II.

CONSIDÉRATIONS ANATOMIQUES SUR LES DEUX SYSTÈMES NERVEUX
CORRESPONDANS AUX DEUX VIES DES ANIMAUX, ORGANIQUE
ET DE RELATION, ET SUR LE DÉVELOPPEMENT DES
ORGANES CÉRÉBRAUX, CHEZ L'HOMME.

§ I.

Il y a dans les êtres qui constituent le règne animal deux modes d'animation, deux espèces de vie.

Une vie organique, et une vie de relations.

La première, par laquelle l'individu existe,

s'entretient et s'accroît, dans son organisme sim-
plifié, sans conscience de relations avec ce qui
l'entoure; il n'y a point chez lui faculté, il n'y a
que fonction [1].

La seconde, par laquelle aux fonctions de la vie
précédente viennent s'ajouter les facultés par lesquelles l'individu établit successivement ses relations de lui aux objets qui peuvent satisfaire ses
besoins comme individu; de lui aux êtres de même

---

[1] On n'a pas jusqu'à présent assez bien défini ce qu'on doit entendre
par les mots *propriétés, fonctions, facultés*; je vais tâcher d'être plus
précis.

Tous les corps qui constituent le règne *minéral* présentent certaines
manifestations de composition et de décomposition, de pesanteur et
d'impénétrabilité, de cohésion et d'affinité, etc., etc.; ce sont là des
propriétés des corps. L'action réciproque de ces diverses propriétés
détermine le mouvement intime moléculaire et général, qui constitue
l'existence universelle de la matière.

Tous les corps organisés *végétaux*, outre les propriétés des corps
précédens, sont doués de certains actes propres, non plus de juxta-
position ou d'affinité, seulement comme les minéraux, mais d'assimilation des élémens de la nature extérieure, au milieu de laquelle ils sont
placés, afin de s'accroître et de vivre; ainsi la circulation, la respiration
et la nutrition, modifiées selon l'organisation spéciale des différens végétaux, constituent ce qu'on doit appeler des *fonctions*. L'action de

espèce destinés à satisfaire ses sympathies de sexe
et d'espèce; enfin, de lui à toute la nature pour
s'approprier par l'intelligence ce qui peut amé-
liorer, étendre et embellir sa vie comme individu,
comme espèce et comme société.

En créant ainsi ces deux vies, la nature a affecté
à chacune d'elles un système nerveux spécial.

Il y a donc un système nerveux organique ani-

---

ces diverses fonctions manifeste la vie organique végétative dans son
acception la plus générale.

Chez les *animaux*, outre les propriétés des corps en général, les
fonctions organiques présentent déjà des manifestations plus complexes
que chez les êtres précédens. Car chez l'animal, non-seulement il peut
y avoir choix, élection même pour quelques-unes des fonctions de sa
vie organique, la nutrition, par exemple; mais encore, outre la satisfaction de leurs besoins spéciaux d'individus, presque tous les animaux
agissent sur le monde extérieur pour le modifier à leur usage, beaucoup
d'entre eux se reproduisent par sympathie et avec conscience. Les différens actes de cette vie extérieure de relation avec connaissance, conscience, intelligence, sont le résultat de l'activité de ce qu'on doit
nommer *facultés*. L'action de ces diverses facultés constitue la vie animale de relations.

Ainsi donc, dans les minéraux il n'y a que *propriétés*.

Dans les végétaux il y a *propriétés* et *fonctions*.

Dans les animaux il y a *propriétés*, *fonctions* et *facultés*.

mal ou ganglionnaire, et un système nerveux de relations ou encéphalique.

Chez les êtres infimes du règne animal, ceux qui forment pour ainsi dire la transition du végétal à l'animal, il n'y a qu'un système nerveux organique, constitué par de petits ganglions blanchâtres et microscopiques répandus çà et là sur les parties du corps de l'animal. De là vient que ces individus ne se reproduisent point par génération, mais par boutures, sortes de bourgeons qui naissent sur les parties du corps de l'animal, et qui, quand ils ont acquis un certain développement, se détachent de l'individu primitif et vivent de leur vie propre. De là vient également que ces animaux peuvent être divisés en morceaux, et chacun d'eux continuer à vivre de sa vie propre moyennant qu'il contienne un ganglion.

Chez ces animaux, il n'y point conscience de vie, il n'y point de système nerveux, partant, point de relations possibles; il n'y a que vie organique animale dans sa simplification la plus extrême.

Ce qui précède démontre comment le cerveau

n'est pas nécessaire aux fonctions de la vie animale organique;

Comment des animaux acéphales, c'est-à-dire sans tête, naissent et vivent;

Comment des monstres privés de cerveau viennent au monde forts et gras.

§. II.

L'anatomie comparée du règne animal démontre que de même qu'il n'y a pas de vie animale automatique ou organique sans système nerveux ganglionnaire, de même il n'y a pas de vie de relations sans système nerveux encéphalique.

Cette étude prouve encore qu'à mesure qu'on voit dans l'échelle des êtres le système nerveux encéphalique se développer et se compliquer, l'on voit également les individus et les espèces produire d'une manière de plus en plus perfectionnée leurs manifestations industrielles, sympathiques et intellectuelles.

En effet, si, poursuivant succinctement l'investigation anatomique et physiologique que nous
venons de commencer par les zoophites, qui sont
comme le passage du végétal à l'animal, et qui ne
sont complétement ni l'un ni l'autre, puisqu'ils
n'ont à proprement parler point de digestion, point
de locomotion, point de sexe, point d'organes, de
relations en un mot; si, dis-je, nous montons de
là aux derniers êtres de l'échelle des vertébrés, chez
lesquels la vie de relations commence, nous verrons
l'animalité se développer avec des caractères plus
tranchés [1].

---

[1] Les naturalistes trouveront sans doute que je fais un saut immense
en passant ainsi des zoophytes aux dernières extrémités de l'échelle des
vertébrés. Cela est vrai; mais j'ai dû faire ainsi, car je n'ai point à exposer le développement successif du système nerveux dans toute la série des êtres qui constituent le règne animal, ce que, du reste, les connaissances actuelles ne permettraient point de faire. J'ai seulement à
indiquer la différence des deux vies de l'animal, organique et de relations. La première de ces deux vies est la plus rudimentaire possible
chez les zoophites, et je les ai choisis pour cela. Je dois ensuite indiquer
le développement successif des manifestations de la seconde de ces vies,
d'après le perfectionnement de plus en plus grand du système nerveux

Ces animaux ont un appareil digestif distinct ;
ils ont un système nerveux encéphalique, fort
incomplet, il est vrai, mais toutefois ils ont la
portion de ce système qui sert aux relations de
l'être avec les besoins de conservation de son individu ; ils ont un appareil de locomotion fort
incomplet encore, il est vrai, mais enfin ils se
meuvent ; ils doivent pourvoir à leur nourriture,
la fonction de digestion constituant toute leur existence de relations, ils n'ont point conscience de
leur reproduction, qui se fait par graine, si je puis
m'exprimer ainsi : il n'y a chez eux que conscience
de nutrition. Chez ces animaux, il y a une moelle
épinière et un tubercule cérébral ; il y a une tête,
et dans cette tête un tubercule latéral correspondant aux facultés industrielles, celles par lesquelles
l'animal pourvoit à la conservation de son indi-

encéphalique jusqu'à l'homme, et les vertébrés qui sont les animaux
les mieux connus, suffisent complétement pour cela.

C'était pour moi la seule manière d'être clair, et de mettre ces considérations à la portée des personnes qui ne se sont point occupées d'a-
natomie.

vidu. Il y a donc centre d'action, par conséquent conscience.

En montant plus haut dans l'échelle des vertébrés, on trouve les êtres qui, non-seulement ont conscience de leur conservation comme individus, mais encore conscience de leur reproduction comme espèce; chez eux le système nerveux encéphalique est plus développé que chez les précédens. Outre les tubercules latéraux, il y a des tubercules postérieurs correspondans aux facultés sympathiques par lesquelles la nature a voulu perpétuer les espèces; il y a également des tubercules antérieurs rudimentaires correspondans aux facultés intellectuelles : car ces animaux ont besoin d'établir quelques relations intelligentes avec la nature en général; quelques-uns voyagent, presque tous se logent, la plupart cependant vivent solitaires, excepté pendant le temps des amours.

Enfin, au sommet de l'échelle des vertébrés, avant d'arriver à l'homme, on rencontre les animaux qui non-seulement ont conscience de leur conservation comme individus, conscience de leur reproduction comme espèce, et connaissance du monde extérieur, mais encore qui, ne vivant jamais solitaires, mais toujours en troupes, en tribus ou en ménages, sont doués d'une certaine sociabilité. Le mâle concourt, la plupart du temps avec la femelle, à l'éducation des nouveau-nés. Il y a chez eux deux tubercules latéraux, très-développés, correspondans à leurs facultés industrielles ou de besoins individuels. A la partie portérieure du cerveau, outre le cervelet, il y a deux tubercules postérieurs correspondans aux instincts de sociabilité; à la partie antérieure, il y a les deux tubercules correspondans aux facultés intellectuelles, plus développés que chez les précédens.

C'est l'organisation cérébrale la plus complète après celle de l'homme[1].

En poursuivant ainsi ces investigations, on voit le système nerveux encéphalique se développer de plus en plus jusqu'à l'homme, qui le présente dans le plus grand degré de développement et de perfection, ainsi que nous allons le démontrer.

[1] Voyez le tableau synoptique de notre nouvelle classification.

§ III.

Si maintenant nous voulons poursuivre le même genre d'investigation pour l'anatomie du système nerveux en général, et du système encéphalique chez l'homme, une première remarque saillante que nous pouvons faire, c'est que le système nerveux suit, pour son développement, depuis le commencement d'organisation du germe humain jusqu'à l'homme complet, la même série de développemens successifs, les mêmes phases de progrès que dans l'échelle animale. Tant il est vrai que la nature procède toujours par les mêmes lois, suivant un développement successif de progrès, soit qu'elle organise un individu, soit qu'elle développe des espèces.

L'anatomie du fœtus humain conduit à admettre que, pendant les premiers mois de la vie intra-utérine, la seule partie du système nerveux qui se développe assez complétement est le système nerveux organique ou ganglionnaire. La masse encé phalique est encore à cette époque toute molle et pulpeuse, et ne présente aucun signe d'organisation.

A quatre mois, ou entre quatre et cinq mois seulement, le système nerveux encéphalique commence à se développer, d'abord par la moelle épinière, qui prend peu à peu son organisation[1]; ensuite par le cerveau, dont les premières parties organisées se montrent dans le pont de Varolle, ou la protubérance annulaire, et les pédoncules cérébraux.

Quand l'enfant vient au monde à neuf mois,

Le système nerveux ganglionnaire est complet.

Le système nerveux encéphalique est loin de l'être; la moelle épinière est ce qu'il y a de mieux développé. Dans le cerveau on n'aperçoit, à cette époque, d'organisation bien distincte que dans la protubérance annulaire du cerveau et dans les

---

[1] La manifestation de ce développement pour la mère existe dans ses premiers tressaillemens d'entrailles, lorsqu'elle sent remuer son enfant dans son sein.

quatre pédoncules qui en partent, deux antérieurs, deux postérieurs. Les seules fibres qu'on aperçoive assez distinctement à la naissance des enfans, lorsque tout le reste du cerveau est encore mou et pulpeux, correspondent au paquet fibreux, né des parties latérales des pédoncules antérieurs, et dont le renflement fournit, sur les parties latérales des lobes moyens du cerveau, l'organe de l'alimentation, ou de la faculté qu'ont les animaux de se nourrir ; c'est également le premier et le plus indispensable des organes servant aux facultés industrielles ou de conservation de l'individu, et la nature a dû le développer hâtivement.

Peu à peu la masse des fibres, nées latéralement des pédoncules antérieurs du cerveau, se développe de manière à organiser l'ensemble des paquets fibreux, dont les épanouissemens constituent toutes les circonvolutions latérales des lobes moyens du cerveau ; et sont les organes des facultés industrielles, celles par lesquelles l'individu pourvoit à sa conservation personnelle.

Plus tard les fibres se prononcent dans les pro

longemens antérieurs et horizontaux des pédoncules antérieurs du cerveau, prolongemens qui
fournissent les divers paquets fibreux, dont les épanouissemens constituent, dans la partie inférieure
des lobes antérieurs du cerveau, les organes correspondans à nos facultés intellectuelles sensitives,
que nous nommons de spécialité, et à la faculté du
langage.

Plus tard encore les fibres s'organisent dans les
prolongemens postérieurs et supérieurs des pédoncules postérieurs du cerveau, de manière à former
les paquets fibreux, qui, par leur épanouissement,
constituent les circonvolutions des lobes postérieurs
du cerveau, et comprennent l'ensemble des organes
servant aux facultés de sociabilité.

De huit à onze ans se développe et se prononce
le cervelet, partie de l'encéphale, destinée par la
nature aux sympathies de sexe, aux instincts de
reproduction, et dont l'organisation complète correspond aux différens phénomènes du développement de la puberté.

En même temps et ensuite commence l'organisa

tion des fibres naissant des prolongemens verticaux des pédoncules antérieurs du cerveau, prolongemens qui fournissent les divers paquets fibreux, dont les épanouissemens forment l'ensemble des circonvolutions syncipitales, et constituent les organes correspondans à nos facultés de moralité.

Enfin se développent et s'organisent successivement les fibres des prolongemens antérieurs et supérieurs des pédoncules antérieurs du cerveau, prolongemens qui donnent naissance aux divers paquets fibreux, dont les épanouissemens forment les circonvolutions des lobes antérieurs du cerveau dans les parties correspondantes aux régions frontales moyenne et supérieure, circonvolutions qui constituent les organes servant à nos diverses facultés intellectuelles d'observation et de réflexion, ou de raisonnement.

Alors le cerveau a acquis son développement complet, et cela n'a lieu le plus ordinairement que de vingt-cinq, vingt-sept à trente et trente-deux ans.

Alors l'homme est dans la plénitude de sa force

et de sa raison, et il présente tous les organes de la vie de relation dans le développement le plus complet; car il a, lui, non-seulement le système nerveux organique ou ganglionnaire complet, mais encore le système nerveux encéphalique le plus développé.

Il a, dans un développement complet, la partie du cerveau constituée par les prolongemens latéraux des pédoncules formant les lobes moyens des hémisphères cérébraux, et correspondant à toutes les facultés industrielles de l'humanité.

Il a le cervelet, les lobes postérieurs du cerveau et les parties syncipitales complètes, et correspondantes à toutes les facultés par lesquelles la nature à voulu assurer la conservation des individus, la reproduction et la conservation des espèces, l'amour sexuel, la sociabilité, la moralité.

Il a plus de développement proportionnel qu'aucun autre animal, des lobes antérieurs, des hémisphères cérébraux, dont les organes multipliés correspondent à toutes les facultés intellectuelles, soit sensitives, soit d'observation, de raisonnement et d'expreesion.

L'homme a en outre les nerfs, servant à établir l'empire de ces facultés, développés de la manière la plus complète; et je dirai, pour terminer les nouveautés anatomiques que j'expose dans ce chapitre, que l'on doit admettre quatre sortes principales de fibres nerveuses, et que chacune de ces quatre sortes peut encore être subdivisée.

La première sorte de nerfs naît des ganglions, et est attachée exclusivement à la vie organique;

La deuxième est destinée aux mouvemens volontaires;

La troisième, aux fonctions des cinq sens;

La quatrième enfin appartient aux différens organes du cerveau.

Les nerfs de la première sorte sont, ainsi que leurs ganglions, mous, grisâtres ou rouges blanchâtres;

Ceux de la seconde sont blancs et fermes, ce sont les nerfs musculaires;

Dans la troisième, les nerfs de la vue, de l'ouïe, du goût, de l'odorat diffèrent les uns des autres par la consistance, la couleur, la forme et la texture;

Pour la quatrième : les fibres du cerveau ne sont pas partout également blanches et délicates. En effet :

1° Les fibres naissant latéralement des pédoncules antérieurs du cerveau, et fournissant, comme nous venons de le voir, les renflemens qui constituent les organes servant aux facultés industrielles, sont les plus grosses et les plus courtes.

2° Les fibres naissant des pédoncules postérieurs du cerveau, et fournissant les renflemens qui constituent les organes servant aux facultés sympathiques de sociabilité, sont plus longues que les précédentes et un peu moins grosses; mais sont en nombre beaucoup plus considérable pour chaque paquet, puisque tous les lobes postérieurs du cerveau me paraissent formés par les épanouissemens de cinq paquets seulement.

3° Le cervelet n'a pas le même genre de fibres ni la même texture que le cerveau proprement dit.

4° Les fibres nées verticalement des pédoncules antérieurs du cerveau, qui se développent, ainsi que nous l'avons vu, après celles nées des pédoncules postérieurs, et avant que les fibres antérieures et supérieures des pédoncules antérieurs aient acquis tout leur développement, sont en général assez longues et très-fines, et correspondent par leur renflement au synciput, et en dedans, de chaque côté à la grande scissure interlobaire.

5° Enfin les fibres qui naissent des pédoncules antérieurs en suivant leur direction en avant, sont les plus fines et les plus variées; leurs divers renflemens constituent, comme nous l'avons dit, tous les lobes antérieurs des hémisphères cérébraux. — Nous répétons ici que ces fibres ne se développent et ne s'organisent que successivement, puisque les premières se développent dans la plus tendre enfance, et correspondent aux facultés intellectuelles sensitives, de spécialité et d'expression ; tandis que celles qui correspondent aux facultés intellectuelles de raisonnement ne sont complétement développées que de vingt-cinq à trente ans[1].

[1] Nous n'avons fait dans ce chapitre qu'énoncer sommairement les vues générales et neuves ressortissant de notre nouvelle manière d'envisager l'anatomie du cerveau. Les divers développemens que nécessiteraient les principes nouveaux que nous venons d'exposer, trouveront leur place dans l'ouvrage qui doit suivre cette introduction. J'espère démontrer alors aux anatomistes que l'extrême concision du chapitre qu'on vient de lire n'aurait point satisfait, et démontrer de la manière la plus évidente, que l'anatomie du cerveau la plus vraie, et en même temps la plus simple, est celle qui démontre et explique l'organisation du cerveau, d'après le développement successif de ses différentes parties, ainsi que nous venons de le faire sommairement.

C'est ainsi que l'anatomie du cerveau pourra servir de base aux principes vrais de la phrénologie, ce qui, jusqu'à présent, n'a point été fait ou a été tenté sans succès.

CHAPITRE III.

CONSIDÉRATIONS PHYSIOLOGIQUES SUR LES MANIFESTATIONS INDUSTRIELLES,
SYMPATHIQUES ET INTELLECTUELLES QUI CONSTITUENT
LA VIE HUMAINE DE RELATIONS [1].

Après avoir exposé aussi succinctement que possible les nouvelles notions anatomiques qui nous ont porté à adopter la classification des facultés

[1] Ces considérations exigeraient sans doute beaucoup plus de développemens que je ne leur en donne ici ; ce que je dis cependant suffira, je crois, pour faire bien comprendre et apprécier la vue physiologique et philosophique qui m'a conduit à adopter la nouvelle classification que je présente. J'ai conservé les mots inventés par Spurzheim pour

cérébrales que nous présentons dans cet opuscule, nous allons essayer de la justifier encore par les considérations suivantes.

Nous venons de voir que le cerveau de l'homme présentait trois parties bien tranchées : une latérale, une postérieure et supérieure, une antérieure ; que les portions latérales correspondaient aux besoins de l'homme comme individu, les postérieures et supérieures à ses sympathies comme espèce, les antérieures à ses connaissances et à ses idées comme individu et comme espèce.

Ceci posé, il devait en résulter que l'homme ne pouvait se manifester dans sa vie de relations que de trois manières différentes.

Il en devait découler encore que l'humanité, qui n'est que l'agrégation, l'ensemble de tous les indivi-dus, ne pouvait pas se manifester autrement que

désigner chaque faculté ; malgré que pour plusieurs j'y donne une autre acception, ainsi qu'on le verra dans mes définitions. J'ai fait ainsi parce que ces expressions de Spurzheim sont assez généralement reçues, et que, toutes barbares qu'elles soient, elles ont l'avantage d'éviter l'en-nui des périphrases.

de ces trois manières différentes correspondantes à l'organisation des individus. Car l'humanité ne saurait avoir d'autres facultés que celles des individualités dont l'agrégation la constitue, mais seulement étendre et développer l'action de ces diverses facultés par l'association, qui n'est autre chose que la multiplication des forces dans l'ordre physique, et des facultés dans l'ordre moral et intellectuel.

C'est ce qui a lieu, comme nous le démontrerons plus tard pour l'humanité; nous allons d'abord le démontrer pour l'homme.

§ I.

Nous dirons d'abord :

L'homme existe comme individu, et comme tel il doit pourvoir à sa conservation personnelle; il a reçu pour cela des organes dont les facultés président à sa conservation comme individu, et qui sont pour cette raison développées les premières dans l'encéphale.

1º Le premier et le plus indispensable de ses besoins de conservation est de se nourrir ; et pour cela l'homme, comme les animaux, a reçu un organe qui est la première partie de l'encéphale, où, ainsi que nous l'avons dit, on aperçoit distinctement des fibres à l'époque de la naissance de l'enfant, lorsque tout le reste du cerveau est encore mou et pulpeux ; cet organe est celui de la faculté de se nourrir, l'*alimentivité*.

2º Un instinct de l'homme, et de la plupart des animaux, est le désir d'acquérir les objets nécessaires à la conservation ou au bien-être de leur individu ; la nature a pourvu à la satisfaction de cette nécessité par un organe qui leur donne la faculté d'acquérir, faculté de l'*acquisivité*.

3º Pour les animaux qui se nourrissent de proies vivantes, il leur a fallu, outre une organisation générale différente, un organe qui leur donnât l'instinct et leur fournît la faculté d'attaquer leur proie, et de la détruire pour en faire leur pâture ;

cet organe est celui de la *destructivité ;* organe dont
la civilisation et les facultés de moralité modifient
l'influence chez l'homme, et qui, toujours à l'état
rudimentaire chez les herbivores, est une faculté
essentielle des carnivores.

4° Il a fallu en outre que les animaux osassent
attaquer leur proie, ou se défendre, ou braver les
attaques qui pouvaient être dirigées contre leur
existence, ou leurs moyens d'existence ou de bien-
être ; la nature a pourvu encore à cette nécessité
par l'organe du *courage,* dont la faculté existe plus
ou moins développée dans la plupart des espèces.

5° Un grand nombre d'animaux, surtout dans
les espèces faibles, et l'homme dans beaucoup de
circonstances, sont portés instinctivement à cacher
leurs moyens d'existence, de nutrition ou de bien-
être à la connaissance d'individus plus forts qu'eux,
et qui pourraient les leur ravir. La nature les a
doués pour cela d'un organe, dont la faculté est
la *secrétivité.*

6° Plusieurs espèces d'animaux, l'homme spé
cialement, éprouvent le besoin de se mettre à l'abri
des intempéries des saisons, des injures de l'air,
et pour cela se construisent instinctivement des
retraites où ils puissent garantir leur existence et
celle de leur famille. Ils avaient reçu, pour la satisfaction de cette nécessité, un organe dont la faculté est la *constructivité*.

7° Enfin, pour que l'animal pourvu de tous
ces moyens de conservation individuelle que nous
venons d'indiquer n'exposât pas inconsidérément
son existence, ou ses moyens de nutrition, ou tout
ce qui tenait à son bien-être, à l'influence destructive des individus ou des élémens dont il était en-
vironné, il a été pourvu d'un organe dont la faculté
est la *circonspection*.

Ces sept organes, que nous avons vus être formés
par les paquets fibreux, dont les épanouissemens
forment les circonvolutions qui constituent les
lobes moyens du cerveau, correspondent aux parties latérales de la tête, au pourtour et au-dessus

des oreilles, et remplissent la région temporale.

Ils forment à proprement parler les facultés conservatrices des animaux et de l'homme comme individus; et constituent dans l'humanité les facultés fondamentales sous l'influence desquelles se manifestent plus particulièrement tous les actes dont l'ensemble donne naissance à l'industrie.

Et nous prenons ici le mot *industrie* dans le sens le plus étendu, c'est-à-dire que nous rangeons dans sa signification générale toute action, toute manifestation humaine dont le but est la satisfaction d'un de nos besoins.

§ II.

8° Mais la nature n'a pas fait seulement des individus, elle a voulu qu'ils se procréassent comme espèces (indépendamment, même chez un grand nombre, des instincts de sociabilité ou de conservation des espèces); et pour cela elle a destiné une partie toute spéciale et complète de l'encéphale, le cervelet, dont la faculté préside à la génération. Cette portion de l'encéphale forme l'organe de l'*amativité* ou de l'amour sexuel, et correspond à la partie postérieure de la tête, au-dessus de la nuque. au-dessous de saillies osseuses formées par la crête occipitale.

9° Dans la plupart des espèces qui se procréent par copulation, le mâle et la femelle, étant unis par l'amour, devaient, afin de perpétuer et conserver les races, donner à leurs petits tous les soins que réclament l'enfance des êtres. La nature a porté la plupart des animaux, et l'homme spécialement, à l'accomplissement de ces soins indispensables, en leur donnant un organe dont la faculté, toujours beaucoup plus développée chez la femelle et la femme que chez le mâle et l'homme, est l'amour des enfans, la *philogéniture*.

10° La nature ayant voulu que toutes les contrées du globe fussent habitées, a dû modifier l'organisation des animaux suivant qu'elle les destinait à peupler un lieu plutôt qu'un autre; elle les a également doués d'un organe dont la faculté leur fait reconnaître et choisir l'habitation qui convient le mieux à leur conservation comme individus ou comme espèces. C'est par cette raison aussi, dans les espèces qui vivent en ménage, que le mâle, ayant à l'entour de lui sa femelle et ses enfans, a dû choisir un lieu spécial, afin d'y conserver sa famille, d'y séjourner avec elle, et de lui rapporter le produit de ses chasses ou de son butin. L'animal et l'homme ont en conséquence été pourvus d'un organe spécial dont la faculté est l'amour de l'habitation, faculté de l'*habitativité*.

11° Le lieu de l'habitation une fois choisi, la famille constituée, plusieurs familles ont dû venir séjourner dans le même endroit, où l'homme, s'habituant aux mêmes lieux, a été porté, dans l'exercice de ses rapports avec ses semblables, à des sentimens de sympathies et d'affection pour ceux qui partageaient avec lui ses fatigues ou ses dangers ; il s'est attaché aux personnes qui l'entouraient, aux lieux dans lesquels il habitait. Il avait un organe dont la faculté est le fondement de sa sociabilité, l'*attachement* ou l'*affectionivité*.

12° De ces sympathies et de ces rapports avec des êtres semblables à lui ont dû naître des sentimens d'émulation réciproque, et par cela même le désir d'inspirer aux autres les sympathies qu'il ressentait pour eux. Il a dû éprouver du plaisir à être applaudi de sa réussite ou de son courage dans les travaux ou les dangers que sa sociabilité lui faisait entreprendre ou braver en commun. Il avait reçu pour cela un organe dont la faculté, qu'on retrouve jusqu'à un certain point chez plusieurs espèces, est l'amour de l'approbation, l'*approbativité*.

13° Cette approbation, dont il était flatté, ces sympathies qui satisfaisaient ses autres instincts de sociabilité, ont dû faire naître en lui le sentiment de sa propre estime, ont dû le faire s'aimer aussi dans son succès et son bonheur, et s'aimer assez pour ne pas déroger, dans l'insuccès ou le malheur, aux sympathies qu'il avait su inspirer. Il

avait pour cela un organe dont on ne saurait mé-
connaître la faculté, l'*estime de soi.*

Ces cinq organes, que nous avons vus être formés
par les paquets fibreux nés des pédoncules postérieurs du cerveau, sont, malgré les modifications
que comporte leur manière différente de se manifester, communs aux animaux et à l'homme. Ils
correspondent à la partie postérieure et supérieure
de la tête, de chaque côté de la ligne médiane,
au-dessus de la crête occipitale et de l'organe de
l'amour sexuel.

Les facultés de ces organes sont celles par lesquelles la nature a fondé la sociabilité parmi les
êtres ; elles se combinent chez l'homme avec les
facultés de moralité pour en faire l'être dont les
manifestations sympathiques sont les plus puissantes et les plus étendues.

§ III.

Comme individu et comme espèce, l'animal a
dû pouvoir connaître au dehors de lui la nature

au milieu de laquelle il était placé, afin de la modifier pour son usage, et la faire servir à son bien-être, ou se soustraire à son influence quand elle devait lui être nuisible ou désagréable.

Il a donc dû pouvoir sentir, percevoir, observer en dehors de lui les objets qui, sans pouvoir s'approprier directement, ni à ses besoins de conservation comme individu, ni à ses instincts de reproduction et de conservation comme espèce, pouvaient cependant avoir une grande influence sur son bien-être et son bonheur.

L'animal et l'homme ont donc dû être intelligens, c'est-à-dire avoir les facultés de percevoir et combiner des idées, de manifester des rapports, établir des relations avec les phénomènes au milieu desquels ils étaient placés, et, dans la sphère d'activité qui leur était donnée à chacun, selon la perfection plus ou moins grande de leur organisation.

Nous voyons en effet l'être intelligent recevoir, d'abord par les sens, des impressions du monde extérieur, qui, correspondant à des organes spéciaux de son encéphale, constituent ce qu'on appelle des sensations.

Tous les corps de la nature sont doués d'une certaine forme ou configuration, qui est une de leurs propriétés ; ils existent ou n'existent pas dans certains lieux, et l'aspect de ces lieux change selon les espaces ; les corps reflètent pour nous certaines apparences que nous nommons couleurs ; enfin, ils se présentent dans un certain arrangement qui constitue l'ordre. Toutes ces connaissances nous sont transmises plus particulièrement par la vue ; et c'est dans ce sens que nous disons que la vue nous fournit les idées de la configuration des corps, de leur arrangement, de leur localité, de leur couleur.

Au nombre de nos organes cérébraux correspondant à nos facultés intellectuelles, existent ceux de la *configuration* (20), de la *localité* (21), du *coloris* (22), de l'*ordre* (23).

24. Plusieurs corps de la nature sont susceptibles d'éprouver, dans certaines occasions, des ébranle-

mens moléculaires appelés vibrations, ébranlemens qui constituent ce que nous nommons les sons. Beaucoup d'animaux, et l'homme plus particulièrement, sont susceptibles d'établir des rapports au moyen de certaines phonations qui constituent le langage ou le chant. Nous avons un organe qui nous met en rapport et constitue, par sa faculté, nos relations de cette espèce. Cet organe cérébral entre en action au moyen de l'oreille. C'est l'organe des *tons* (24); et c'est dans ce sens que nous disons que l'ouïe nous fournit les idées de tons, qui, développées et perfectionnées dans l'humanité par l'exercice des autres facultés cérébrales et la comparaison, donnent naissance à la mélodie.

Les corps ont encore d'autres propriétés, que le cerveau peut apprécier au moyen du sens du toucher. Ainsi ils ont tous une certaine pesanteur; ils ont une ou plusieurs dimensions qui constituent leur étendue; ils sont plus ou moins impénétrables, par conséquent résistans; enfin ils sont séparés et indépendans les uns des autres, ce qui constitue leur unité, fondement de toute espèce de calcul.

Le toucher, en nous mettant en communication directe avec eux, établit les relations qui font percevoir ces diverses propriétés des corps à nos organes cérébraux de la *pesanteur* et *résistance* (25), de l'*étendue* (26), du *calcul* (27); et c'est dans ce sens que nous disons que le toucher nous donne les idées d'étendue, de pesanteur et résistance, de corps et par conséquent d'unité de calcul. Et si je place ici le calcul au nombre de nos facultés intellectuelles qui s'exercent plus particulièrement par le sens du toucher, c'est par raison d'expériences et d'observations multipliées; car j'ai vu constamment qu'il était presque impossible de faire comprendre aux enfans des idées d'addition, de multiplication, de division, de fractions, si l'on ne leur présentait pas des corps tels que des billes ou des fruits qu'ils puissent palper et nombrer un à un, ou diviser en morceaux, fractionner.

Ces huit facultés intellectuelles, que nous nommons sensitives, et qui s'exercent plus particulièrement par la vue, l'ouïe ou le toucher, sont les véritables facultés intellectuelles de spécialités ou d'applications. Les organes de ces facultés sont situés à la partie inférieure du front, au pourtour et au-dessus des orbites. Ils sont formés, ainsi que nous l'avons vu, par les paquets fibreux horizontaux inférieurs nés des pédoncules antérieurs du cerveau, et remplissent la région frontale inférieure.

A ces facultés, s'exerçant directement par les sens intellectuels, viennent s'ajouter d'autres facultés, qui s'exercent indirectement par eux, sans doute, mais enfin dont on peut concevoir l'activité indépendamment de l'action directe des sens. Ce sont les facultés intellectuelles, que nous nommons d'observation.

28. Ainsi l'homme en exerçant ses rapports, en établissant ses relations avec les êtres ou les objets qui l'entourent, et qui cependant ne sont pas lui, conçoit l'idée de son moi, de son individualité. Il a un organe dont la faculté est l'*individualité*.

29. L'homme a dû également pouvoir distinguer entre eux les différens phénomènes au milieu des-

quels il se trouvait placé. Il était doué pour cela d'un organe dont la faculté, intelligente, toute spéciale, est l'observation : l'homme a l'*esprit d'observation*.

30. Par les intervalles qui s'écoulent entre chaque sensation, l'homme conçoit l'idée du temps. Il est en effet doué d'un organe dont la faculté lui fait mesurer le *temps*. ·

31. L'homme sait apprécier dans ses relations les différens rapports harmoniques ou désharmoniques entre les faits, les idées ou les choses, et il le fait le plus souvent avec une très-grande instantanéité qui fait saillir dans son esprit des comparaisons ou des idées inattendues. Nous conserverons à cette faculté le nom d'*esprit de saillie,* quoique cette expression ne rende pas comme nous le voudrions l'idée qu'on doit attacher à cette faculté.

32. En voyant faire et exécuter à l'entour de lui des choses qu'il se sent également capable de faire, et qui peuvent contribuer à son agrément physique

ou intellectuel, l'homme est porté à exécuter ces mêmes actes; car il a un organe dont la faculté est *l'esprit d'imitation*.

53. Ensuite de l'observation de tous ces phénomènes de la perception de ces différens actes, que les facultés précédentes lui ont révélés, l'homme conçoit le mieux dans les choses et dans les actes qui l'entourent; son esprit comprend le perfectionnement, c'est-à-dire des relations de plus en plus harmoniques entre les faits, les idées et les choses. Il était doué d'un organe dont la faculté, le plus souvent inspirée et poétique, est l'*idéalité*, c'est-à-dire la faculté intellectuelle de concevoir des rapports harmoniques indépendamment des conditions matérielles dans lesquelles ils existent dans la nature.

Ces six facultés intellectuelles, que nous nommons d'observation, ont leurs organes situés à la partie supérieure du front, et fournis par les paquets fibreux horizontaux supérieurs nés des pédoncules antérieurs du cerveau. Ils remplissent, avec les deux organes dont nous allons nous occuper, la région frontale supérieure.

34. Après avoir senti et observé le monde extérieur par les facultés dont nous venons de nous occuper, l'homme devait avoir des facultés dont l'activité intellectuelle, d'une excellence supérieure, pût s'exercer sur ces facultés elles-mêmes, afin de comparer les résultats obtenus par elles, afin de régulariser leurs actes et de rectifier leurs jugemens. L'homme est en effet doué d'un organe dont la faculté rationnelle est la *comparaison*.

35. Une seconde faculté philosophique était encore nécessaire, afin que l'homme pût se prouver par l'analyse les résultats qu'il avait obtenus par la synthèse de ses facultés ; une faculté en un mot qui lui donnât le pouvoir de remonter des effets aux causes, et qui complétât son raisonnement philosophique. Cette faculté, il la possède en effet, c'est la *causalité,* qui, avec la comparaison, constitue les facultés intellectuelles de réflexion, et dont les

organes aboutissent à la partie supérieure du front, de chaque côté de la ligne médiane, et sont fournis par les mêmes paquets fibreux que les facultés d'observation dont nous venons de nous occuper.

Tous ces organes intellectuels que nous avons vus être fournis par les paquets fibreux nés des pédoncules antérieurs du cerveau, et qui remplissent toute la région frontale, correspondent aux diverses facultés intellectuelles de sensation ou de spécialité, d'observation ou de perceptions indépendantes de l'action directe des sens, et de réflexion ou de raisonnement. Ils constituent l'homme comme être intelligent et raisonnable.

Ces facultés, jointes à la faculté intellectuelle du langage qui les complète et les exprime, et dont nous nous occuperons plus tard, sont, à proprement parler, le fondement et la base de toutes les connaissances humaines, dont les manifestations ont reçu le nom générique de science.

Et nous prenons ici le mot science dans son acception la plus vaste et la plus étendue; car nous appelons ainsi toute manifestation humaine dont le but est la satisfaction d'une ou de plusieurs de nos facultés intellectuelles.

L'homme, après avoir satisfait ses besoins comme individu, ses sympathies de reproduction comme espèce; après avoir pourvu à la conservation de son espèce par ses sentimens de sociabilité, et doté cette société de tout le bien-être qu'il lui était possible d'obtenir, en mettant comme intelligence la nature entière à contribution; l'homme a dû en outre, pour accomplir sa destination de créature favorisée et souveraine de l'univers, et afin d'accroître encore son bien-être et d'atteindre au bonheur, s'élever à des sentimens qui, en le distinguant complétement du reste des êtres, lui fissent concevoir une destination morale supérieure à sa destination physique; lui fissent comprendre le bien moral indépendamment et contrairement même à son bien-être matériel; qui le missent à même enfin de poursuivre par sa moralité sa destination de progrès, et de justifier ainsi la bienveillante sollicitude de la nature à son égard.

L'homme a reçu pour l'accomplissement de cette

destination supérieure des facultés qui lui sont exclusivement propres, et dont aucune autre créature ne paraît douée.

14. Il est bienveillant, c'est-à-dire qu'il veut le bien et qu'il pardonne le mal, indépendamment et contrairement même à son bien-être physique ou à sa satisfaction intellectuelle. Il a un organe dont la faculté, fondement de toute espèce de moralité, est la *bienveillance.*

15. Il a de la vénération et du respect pour les personnes, les choses ou les idées honnêtes; celles en un mot qui lui révèlent le sentiment de sa destination morale et supérieure. Il a un organe dont la faculté est la *vénération.*

16. Il est susceptible de persévérance malgré les revers et les dangers, et il sait exposer et compromettre tout son bien-être physique pour sa satisfaction morale; il sait se dévouer au sentiment auquel il a foi. Il a un organe dont la faculté est la *persévérance.*

17. Il est doué d'amour du merveilleux par le sentiment d'admiration qu'il porte sur la nature entière, et les phénomènes dont il ne peut pas expliquer les causes. Il a un organe dont la faculté est la *merveillosité*.

18. Le sentiment de sa destination morale lui fait espérer dans le malheur. La nature avait placé, chez lui cette consolation dans ses misères, en le douant d'un organe dont la faculté est l'*espérance*.

19. Enfin l'homme est juste, car il a le sentiment de ses rapports moraux avec les êtres qui l'entourent ; il conçoit ce qui revient à chacun, et il comprend quelque chose de supérieur à la force et de plus légitime que le succès. Il a un organe dont la faculté est la *justice*.

Tous les organes de ces facultés sont situés à la partie supérieure de la tête, et occupent la région sincipitale. Ils sont fournis, comme nous l'avons dit, par les paquets fibreux verticaux nés des pédoncules antérieurs du cerveau.

13

Ces diverses facultés de moralité, réunies à l'organe de l'amour et aux facultés de sociabilité, font de l'homme un être sympathique, et sont plus spécialement l'origine et le fondement des beaux-arts, dont les manifestations font le charme des sociétés, et contribuent à entretenir et développer chez les hommes ces amours du beau et du bien, fondement de sa sociabilité.

Et nous prenons ainsi la signification du mot art dans le sens le plus étendu, c'est-à-dire que nous rangeons dans cette acception générale toute manifestation humaine dont le but est de développer, entretenir et satisfaire nos sympathies, nos amours. De cette manière on peut dire que la religion, qui est la forme sociale la plus morale et la plus grande de ces manifestations, est comprise dans l'art.

36. Il fallait enfin que l'homme, après avoir satisfait ses besoins comme individu, contenté ses sympathies comme espèce, ainsi que ses désirs intellectuels comme individu ou comme espèce, et

comme société ; il fallait, disons-nous, qu'il pût communiquer à ses semblables et leur faire part de ces diverses activités ; il devait donc avoir encore une faculté intellectuelle qui établît et simplifiât les relations de toutes ses manifestations. Il a reçu pour l'exercice de cette faculté l'organe du *langage*, que nous nommons faculté intellectuelle d'expression.

L'organe de cette faculté est quelquefois double et même triple, c'est-à-dire qu'il se trouve fourni par deux ou trois paquets fibreux, nés de la partie inférieure des pédoncules antérieurs du cerveau. Ces divers paquets fibreux viennent former leurs renflemens à la partie postérieure et supérieure du plancher de l'orbite, derrière les organes du coloris et de l'ordre.

Nous avons dit que cette faculté, jointe aux autres facultés intellectuelles, constituait plus particulièrement les manifestations humaines comprises sous le nom de science.

CHAPITRE IV.

§ 1.

Nous venons de voir l'homme, d'après une loi qui suit tous les périodes de son développement organique, acquérir successivement des facultés dont l'ensemble complète toute son existence de relations.

La nature a procédé pour tous les êtres suivant

ces mêmes lois organiques, que nous allons récapituler pour l'homme, afin de montrer l'identité de son développement individuel avec celle de son développement ou mieux de sa progression sociale.

On voit en effet l'homme, pendant tout le temps de sa première enfance, vivre uniquement pour satisfaire les instincts de ses premiers besoins ; et, pour me servir d'une expression qui rendra fort bien ma pensée, je dirai que les enfans n'ont réellement que l'intelligence de l'estomac : ils ne conçoivent et ne connaissent d'autres sentimens ni d'autres idées que ceux qui s'appliquent directement à leur bien-être. La nature a dû vouloir cet instinct égoïste pour assurer la conservation de l'individu par l'organisation de l'individu lui-même, et afin que l'enfant n'éparpillât pas à l'entour de lui des forces qu'il devait concentrer uniquement sur lui-même, de manière à assurer son développement.

A l'adolescence se développent chez l'homme d'autres facultés qui, se rapportant à la reproduction et à la conservation de son espèce, font naître des sentimens, émeuvent des sympathies, l'amour et tout ce qui en émane, tout ce qui rattache, réunit les sexes, et fait de l'homme un être sensible et sociable.

Bientôt après vient l'époque où l'homme éprouve le besoin de connaître au dehors de lui, de comprendre les phénomènes qui l'entourent, de saisir par la pensée les rapports généraux qui l'unissent, lui individu, au monde qui l'environne, de dominer enfin pour s'en servir cette nature au milieu de laquelle il est placé : alors se prononce et se développe l'être intelligent.

Enfin viennent s'ajouter pour compléter l'homme des sentimens qui développent et agrandissent la sphère de sa sociabilité par la moralité : alors l'homme complet non-seulement comprend au dehors de lui ce qui lui est utile personnellement, mais encore ce qui est juste et social ; il se conçoit une destination morale. Il a complété l'étendue de ses relations et de ses sympathies sociales.

§ II.

Ainsi donc, pour l'homme, l'anatomie nous a montré trois formations successives d'organes de relations ;

La physiologie, trois développemens successifs de facultés qui y correspondent ;

La philosophie nous fait voir trois modes essentiels de manifestations, dans lesquels rentrent et viennent s'encadrer toutes les formes possibles de l'activité humaine.

Comme individu, avons-nous dit, l'homme doit pourvoir à sa conservation personnelle ; il éprouve à cet effet des besoins pour la satisfaction desquels il met en jeu ses activités organiques ; et comme individu social, manifeste plus spécialement l'*industrie*.

Comme membre d'une espèce qu'il doit propager et conserver, il ressent des sympathies, il aime, il sent, il s'identifie avec le bonheur ou le malheur de ceux qu'il affectionne ; il éprouve la joie ou la douleur dans autrui ; il peint ses amours, il chante ses plaisirs ; il raconte ses peines. Il est *artiste*.

Comme individu ou comme espèce, il doit établir des rapports avec le monde au milieu duquel il est placé ; et pour cela il étudie les phénomènes qui l'entourent, il en recherche les lois ; son investigation infatigable et son activité lui soumettent la nature entière ; il change, convertit, arrange et modifie pour son usage tous les corps et tous les individus secondaires de la création qu'il domine ; il se crée des routes sur des mers inconnues ; il trace des communications dans des contrées encore inertes, et que son génie doit féconder. Il est *savant*.

Si maintenant, du point de vue des considérations philosophiques qui précédent, nous portons nos regards sur l'ensemble des êtres qui constituent l'humanité, nous verrons tous les peuples, dans toute la série des temps historiques, se manifester comme sociétés, suivre comme humanité la même série de développemens, les mêmes phases successives de progrès que nous venons d'observer pour l'homme en particulier ; et les trois manifestations humaines, l'industrie, les beaux-arts, la science, devenir les manifestations des trois âges de nos temps historiques.

En procédant ainsi, nous aurons, je crois, amplement démontré la vérité des principes que nous exposons dans cet opuscule ; car, de même que nous aurons prouvé par l'anatomie et la physiologie la loi du développement individuel de toute vie de relation chez les hommes, de même nous aurons prouvé par l'histoire de tous les temps que la loi de progression sociale, démontrée par la philosophie dans l'humanité, est en rapport avec celle du développement individuel dans l'homme.

Cet aperçu philosophique n'a point encore été exprimé jusqu'à ce jour ; son importance cependant doit être grande pour l'établissement des véritables principes de la loi naturelle, principes sur lesquels doit reposer toute loi humaine d'organisation sociale.

L'étude philosophique de l'histoire fait voir les

premières sociétés humaines presque uniquement occupées de la satisfaction des premiers besoins, déifier ces objets mêmes de leurs premiers besoins, rendre un culte aux choses d'un usage habituel d'alimentation. Des fruits, des légumes, des animaux recevaient les hommages des premières sociétés historiques, et les autels du fétichisme sont les premières manifestations des religions sociales. Alors le genre humain était encore dans l'enfance; mais son culte, tout grossier qu'il était, devenait déjà un immense progrès : car, par cette synthèse matérielle, par cette religion de l'industrie, c'est-à-dire par l'association de toutes les forces individuelles en une grande force sociale, elle reliait tous les hommes dans un but semblable d'activité, et constituait ainsi la première ère des civilisations humaines. — Aussi que de miracles de force ce fétichisme ignorant n'a-t-il point produit! Industrie grossière, mais puissante, qui, après des milliers d'années, vient encore étonner le dix-neuvième siècle de la masse imposante de ses pyramides!

Plus tard, lorsque par le travail de chacun de ses membres la société eut surmonté les nécessités premières, et qu'ainsi un nombre plus ou moins considérable d'individus furent à l'abri des besoins, les sympathies commencèrent à développer leur puissante activité. L'humanité avait fait un pas de plus vers l'avenir ; une seconde manifestation devait organiser à nouveau les sociétés. Les amours et les sentimens furent plus particulièrement déifiés dans ces religions toutes poétiques du second âge de nos temps historiques. La force et le courage furent divinisés dans Hercule ; l'activité et le travail dans Mercure ; l'amour dans Vénus ; la sagesse dans Minerve, etc., etc.

Alors s'élevèrent les autels du polythéisme, qui, ralliant à l'entour d'eux toutes les activités sympathiques de l'humanité, constituèrent la synthèse sociale qui développa ces amours sublimes de la patrie, dont jusque alors les hommes n'avaient pas donné d'exemple.

Alors naquit la poésie, qui embellit les loisirs et chanta les amours d'un peuple heureux du plus

beau ciel, et sut aussi sur la lyre de Tyrthée inspirer des miracles de dévouement et d'héroïsme.

Alors les beaux-arts déployèrent leurs magnifi-
ques et éclatans prodiges ; et les chefs-d'œuvre de
ces manifestations humaines conquirent pour toujours, aux peuples artistes du Péloponèse, l'admiration des âges futurs du monde.

Mais l'humanité grandit : ces religions de la
force, ces civilisations matérielles devinrent insuf-
fisantes ; les sociétés avaient acquis ce que leur
religion ne manifestait point encore. Socracte le
révéla, et la mort du philosophe devint un grand
enseignement pour le monde. La résistance s'organisa dès-lors par la pensée contre la force brutale.
Enfin, chez un peuple obscur et misérable, une
intelligence divine naquit. A la voix de ce génie,
dont la féconde pensée a présidé quinze siècles aux
destinées de l'humanité, le monde matériel s'abîma
dans le passé, et le Verbe conquit l'avenir des
temps.

L'intelligence, mesurant mieux les hommes, les
déclara tous égaux.

L'esclavage fut combattu par des paroles de fraternité.

La femme prit sa place au milieu des hommes, et ne fut plus considérée comme une chose dont un maître voluptueux ou tyrannique pouvait abuser à son gré.

La troisième heure des civilisations humaines avait sonné.

Une troisième manifestation sociale organisa de nouveau les sociétés ; et, ralliant à ses autels toutes les activités intellectuelles, elle conçut une grande unité intelligente pour le monde, l'appela Dieu, et le monothéisme fut fondé.

Alors le christianisme comme forme de cette manifestation la mieux appropriée aux besoins nouveaux, s'empara de la société, et la conduisit, à travers les obstacles qu'avait laissés le monde ancien, jusqu'à l'époque où nous sommes arrivés.

§ III.

Si nous reportons notre pensée sur ce qui vient
d'être établi touchant les modes de manifestations
sociales pendant les trois âges ou périodes de progrès que l'humanité a déja parcourus, nous verrons que le fait philosophique le plus remarquable
qui saillit de ces considérations est qu'à chacune
des époques d'organisations sociales, l'humanité a
adopté un mode de manifestation trop exclusif,
et constitué trop spécialement sa synthèse sur la
satisfaction d'un des trois modes de manifestations
humaines, et jamais des trois complétement. Il en
est résulté que la loi sociale religieuse, ne comprenant pas tout l'homme, a dû être par lui chaque fois dépassée, puisqu'en n'embrassant qu'une
des faces de l'humanité, elle ne pouvait pas s'adapter
à toutes ses activités et se perfectionner de tous ses
progrès.

L'histoire des peuples qui vécurent avant la ci-

vilisation grecque, et qui constituèrent la première
époque sociale de l'humanité dans nos temps historiques, est si peu connue qu'elle offre peu matière
à la philosophie. On peut seulement dire qu'après
avoir constitué leur synthèse matérielle par le fétichisme, ils la dépassèrent, et par conséquent la
perdirent, sitôt qu'ils voulurent s'étendre par la
conquête et qu'ils multiplièrent leurs rapports ;
car il fallait pour la conquête un autre peuple que
celui qui n'était composé que d'une foule innom-
brable d'esclaves ignorans et grossiers, et de prêtres
uniquement occupés d'exploiter à leur profit l'activité matérielle des hommes qu'ils dominaient. Il
n'y avait pas d'ailleurs, ici, société dans le sens de
nationalité, de patrie, comme cela eut lieu dans
la seconde époque ; c'était l'association limitée encore à la famille, à la caste, à la tribu. C'était une
synthèse matérielle exclusive.

Sous l'empire des civilisations polythéiques de
la Grèce et de Rome, l'humanité fit un immense
progrès. La synthèse fut ici plus large et plus
étendue : il y avait société dans le sens de natio-

nalité, de patrie, peuples réunis par la synthèse sentimentale, sociale, mais la synthèse comprenant surtout les activités sympathiques, expansives de l'humanité, et les sciences étant encore à peu près inconnues, il en a dû résulter non-seulement que la guerre était et devait être la principale industrie de ces peuples, mais encore qu'ils devaient vivre surtout du travail des peuples vaincus ou de celui de leurs esclaves. Et cela est si vrai que, lorsque Aristote enseignait au monde tous les trésors que l'activité intellectuelle de l'homme devait rencontrer dans l'étude de la nature, et par conséquent dépassait ainsi par son génie la synthèse sociale dans laquelle vivait sa patrie, c'était précisément l'époque où Alexandre allait répandre à pleines mains, sur les peuples moins avancés de l'Inde, la civilisation qui ne suffisait plus à la Grèce; commençant ainsi dans l'Orient la grande unité politique que les destinées providentielles de César devaient accomplir dans l'Occident, afin de préparer l'humanité à sa troisième transformation sociale.

14

Le christianisme, comme forme du monothéisme
pendant les temps écoulés de notre troisième âge
humanitaire, constitua, comme manifestation sociale, une synthèse trop exclusivement spirituelle.
Devant s'implanter au milieu d'une civilisation
toute matérielle, et d'une société toute guerrière,
il a outré son principe et trop exalté le verbe aux
dépens de la chair ; et, n'embrassant ainsi qu'une
des formes de l'activité humaine, il s'est écarté de
la loi naturelle qui veut l'action harmonique de
toutes nos facultés tant corporelles qu'intellectuelles
et morales ; il a donc dû être également dépassé.

Un aperçu rapide de l'humanité, pendant son
période d'organisation chrétienne, fera mieux res-
sortir notre pensée.

Lorsque Charlemagne eut constitué la grande
unité politique de l'Europe occidentale, après la
chute de l'empire romain, l'invasion et l'incorpo-
ration des barbares, Grégoire VII assit définitivement sur elle la civilisation chrétienne.

Pendant les siècles qui suivirent, l'église donna
dans son clergé le premier exemple d'une société

pacifique et intellectuelle, mais intellectuelle trop exclusive puisqu'elle proscrivit le mariage dans son sein. Cependant elle domina alors réellement le monde, elle manifesta l'humanité, et fut l'expression de la loi sociale de progrès dans sa troisième période organique.

En effet, elle facilita et développa l'industrie en abolissant de plus en plus l'esclavage, et constituant des droits en dehors de la force.

Elle agrandit le domaine de l'art, et le perfectionna en l'inspirant d'une puissante foi religieuse.

Elle constitua les sciences par les immenses travaux de ses prêtres, et les soins qu'elle mit à conserver les matériaux que l'antiquité nous avait laissés.

Mais sa loi étant écrite et absolue, dans le sens dont on voulait entendre sa révélation, elle n'a pas pu s'appliquer à toutes les activités humaines et se perfectionner de tous les progrès.

Aussi la réforme religieuse vint-elle bientôt proclamer, par l'examen et la scission qui en fut la suite, que l'humanité avait, dans ses progrès, dépassé l'église.

Au seizième siècle, les philosophes sceptiques commencèrent sur l'édifice politique ce que la réforme avait fait sur l'édifice religieux.

Au dix-septième, les philosophes dogmatiques et les savans ouvrirent à l'humanité une série de développemens intellectuels que ne comportait point la loi religieuse chrétienne.

Au dix-huitième, les philosophes, les politiques et les économistes critiques, sapèrent définitivement les bases de l'édifice politique et religieux.

Enfin la révolution vint chercher à réaliser pour l'humanité les théories de son progrès; et, depuis bientôt un demi-siècle, toute notre vieille Europe s'agite, incessamment ballottée par les convulsions d'agonie d'un passé dont la vieillesse est rebelle, ou les pas chancelans d'un avenir, dont l'enfance n'a encore pu rien réaliser, sans doute, mais dont la voix puissante a déjà par l'organe de nos pères fait entendre au lit de mort du vieillard féodal les mots d'égalité, de fraternité, de liberté! trois termes symboliques de la nouvelle manifestation sociale.

Egalité, parce que tous les hommes ayant les mêmes besoins, tous doivent avoir les mêmes droits de les satisfaire; et que la satisfaction de ces besoins s'accomplissant par l'industrie, toutes les institutions sociales doivent tendre au plus grand développement possible de l'industrie humaine, afin de procurer à chacun la plus grande somme de bien-être, et d'assurer ainsi de plus en plus la conservation individuelle.

Fraternité, parce que tous les hommes étant doués de facultés sympathiques, et le développement de toutes ses sympathies se faisant par l'amour, qui est l'art et la moralité[1], toutes les institutions sociales doivent tendre au développement de ces sympathies, afin de procurer à chacun la plus grande

[1] On appelle en général raison ou raisonnable ce qui est bien, ce qui est juste et harmonique dans l'action de nos facultés *intellectuelles*.

On devrait appeler moral ou moralité tout ce qui est bien, tout ce qui est juste et harmonique dans l'action de nos facultés *sympathiques*.

Et utile ou utilité ce qui est bien et juste en rapport avec nos besoins, et par conséquent dans l'action de nos facultés *industrielles*.

Enfin vérité ce que les choses sont par rapport à l'action normale et

somme de bonheur possible ; et d'assurer ainsi de plus en plus la conservation des sociétés.

Liberté, parce que tous les hommes ayant des facultés intellectuelles, et l'activité de ses facultés constituant l'intelligence sociale et la destinée de progrès de l'humanité, tout ce qui tend à enchaîner d'une manière quelconque l'activité de ces facultés est contraire à la loi naturelle.

Enfin association, parce que de même que l'équilibre et l'action simultanée concordante et normale de toutes les fonctions et de toutes les facultés constitue pour l'homme la vie, le développement et la santé ; de même pour l'humanité l'association de toutes les activités industrielles, sympathiques et intellectuelles constitue la puissance, le bonheur et le progrès.

---

harmonique de nos facultés industrielles, sympathiques et intellectuelles.

De cette manière on ne confondrait pas les termes comme on le fait si souvent. Je n'attache pas du reste une grande importance à ces définitions ; on en fera ce qu'on voudra.

CONCLUSIONS.

Le monde attend une synthèse humanitaire générale qui, comprenant tout l'homme, soit en tout
point d'accord avec la loi naturelle, réunisse les
trois grands modes de manifestations humaines,
et relie à sa loi tous les besoins, toutes les sympathies, toutes les connaissances. Religion nouvelle
que le dix-neuvième siècle doit formuler pénible-

ment pour le monde ; monument de force, d'in
telligence et de beauté auquel, selon les paroles du
prophète, chacun apportera sa pierre, et personne
ne donnera son nom.

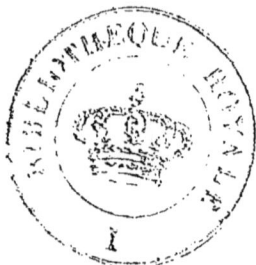

TABLE DES MATIÈRES.

SECONDE PARTIE.

EXPOSITION DE LA NOUVELLE CLASSIFICATION DES FACULTÉS CÉRÉBRALES.

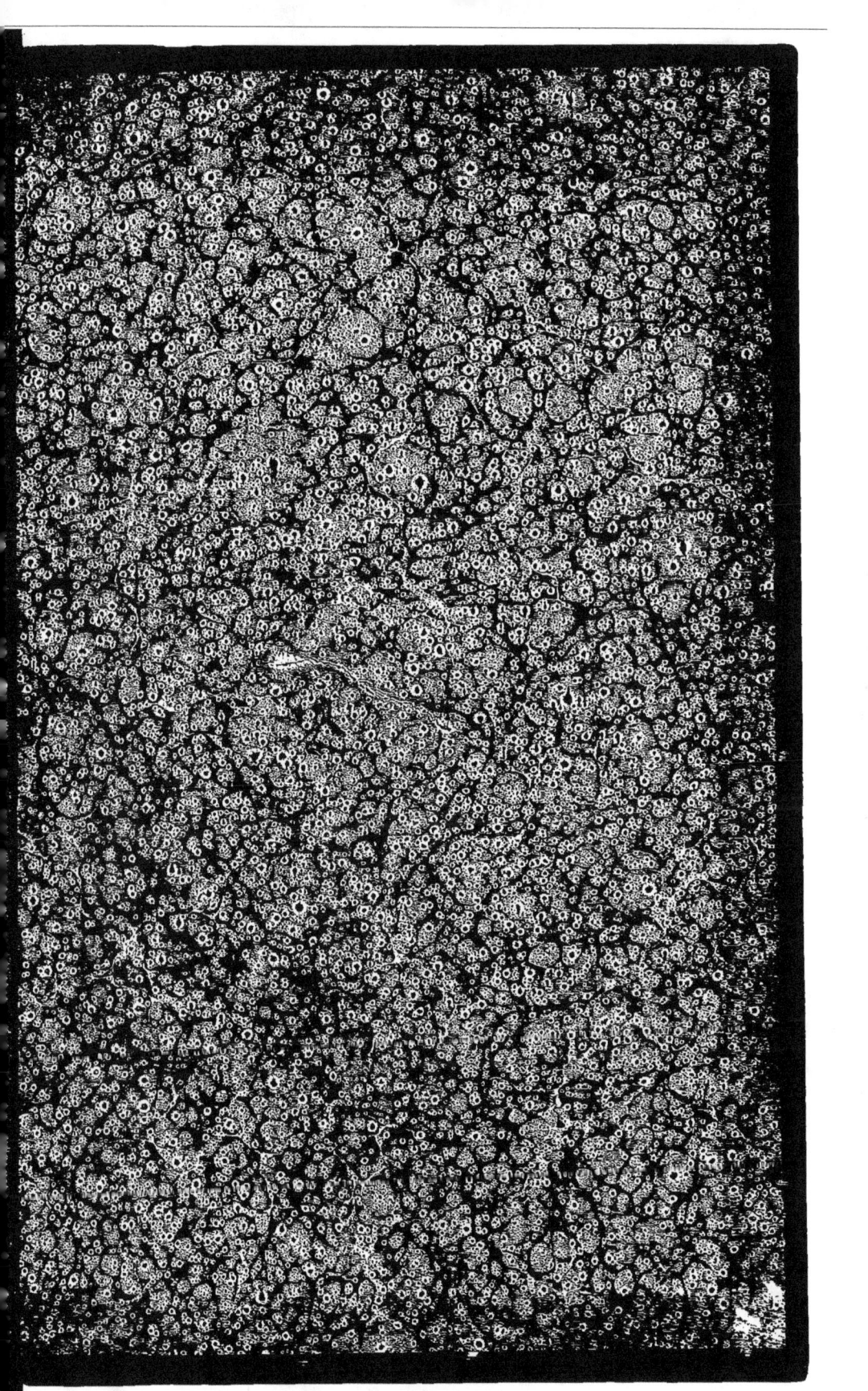